U0397215

医路向前巍子
给中国人的
救护指南

医路向前巍子 著

北京联合出版公司
Beijing United Publishing Co.,Ltd

推荐序一

　　第一次见到巍子医生是在海南博鳌乐城国际医疗旅游先行区的一个活动上，他作为医生大V来支持我们。第一次见他，就觉得他是一个儒雅的年轻人，不张扬、不浮躁，遂彼此留了微信。我关注了他的抖音，与他慢慢成了好朋友，每一篇他的抖音作品我几乎都会点赞。

　　工作中我会见到很多人，各有特点，所以从喜欢巍子这个人，到喜欢他的作品，再到欣赏他这个人，并不容易。他身上有一种阳光向上的精神，干净、纯粹，所以平淡交往之中反倒有了莫逆之交的感觉。巍子曾被评选为"2019北京青年榜样·时代楷模、2020北京榜样"，虽然现在做公益的青年人越来越多了，但如巍子一样，十年如一日地利用自己的碎片时间来做公益，还能做得非常好的年轻人却不是很多，尤其巍子还是一名忙碌的急诊科医生。

　　巍子的书就和他的抖音作品一样，以急救为主，日常的疾病和生活常识科普为辅。他总是希望通过简练的语言让更多人掌握急救技能，避免形成对一些疾病认识的误区，这是非常好的做法。我国的国民教育在这一块其实是有缺失的，这本书如果能够让大家有所学习和获得帮助，也是以实际行动贯彻总书记在乐城视察时提出的"要做身体健康的民族"的精神。

　　希望巍子的书可以惠及更多如你我一般的普通人，也希望巍子可以有更多、更好的，且喜闻乐见的作品。

顾　刚

海南发展控股有限公司党委书记、董事长

海南博鳌乐城国际医疗旅游先行区管理局党委书记、局长

海航集团执行董事长

推荐序二

　　4年前，在中国医疗自媒体联盟大会上第一次见到巍子，得知这个喜欢唱摇滚的清瘦小伙子是一位基层急诊科医生。看他面色苍白，就知道其中的辛苦，约了一起吃饭，听他讲了很多一线医生的故事，发现他有着一颗柔软的医心和独特而真实的视角。鼓励他像协和谭先杰、烧伤科阿宝、白衣山猫、段涛大夫、三甲传真、淼哥故事会等当时已经"成名成腕"的医疗大V一样做个自媒体账号，多讲讲急救科普和基层故事。

　　2017年，他开通自媒体公众号"医路向前巍子"。有一篇文章通过讲述被蜜蜂蜇伤后一生、一死两个病例，让读者了解到被蜂蜇伤后的伤口如何自行处理、出现全身过敏反应应该及时就近就医的原则。这篇文章很快点击量破亿，"医路向前巍子"这个IP一发不可收，不断出现上亿浏览量的好作品，而且形成了"小故事＋小知识"的个人风格。有一篇《对不起，这一次我救不了你了！那一刻，我泪流满面！》，很多人看过都忍不住流泪。巍子救治一名重症的聋哑烧伤患者，21日21夜的死守、3个月的陪伴，最后终于把患者从鬼门关拉了回来，可以看出一名年轻医生多么渴望通过自己的努力去救治，去安慰，去付出！巍子往往能够站在患者的角度去思考问题，让医者看到患者的艰辛和不易，也让患者给医护人员多一些理解和信任。在他的科普文章里，我们看到的不仅仅是医学知识，更多的是医患之间满满的爱！

2019年，巍子作为中国医师协会健康传播工作委员会的成员获得"蝴蝶学院"的金牌讲师称号。这一年，抖音、快手短视频平台崛起，医疗自媒体由众声喧哗的微博1.0时代、个性订阅的公众号2.0时代、千人千面和精准推送的头条3.0时代，进入了短视频的4.0时代。"医路向前巍子"以其帅气、温暖、接地气的风格在短视频平台大放异彩，全网粉丝逼近3000万，科普作品超过5000件，阅读量超过50亿次，成为当之无愧的流量大咖。在巍子的短视频科普里我们看到很多急救技能，其中关于异物卡喉梗阻窒息的海姆立克急救法科普，被《人民日报》等超过200个大大小小的媒体转发。据说通过这些急救视频，在现实中挽救了112条生命，真是功德无量！同年，巍子被有关部门授予"北京青年榜样·时代楷模"称号，真是可喜可贺！即便如此，巍子还能够保持敬畏谨慎的态度，在医疗同行对科普内容提出完善的建议时从善如流，虚心接受。

在现实中有很多享有崇高荣誉和学术地位的大医生、大专家，也有很多在科普领域深耕多年的著名医者，他们笔耕不辍，令人尊重。在5G互联网时代，除了医学技术和学术论文，还可以靠在网络上的阅读数据和影响力来评价一个医生的价值，甚至作为优秀人才的评价指标之一。上海市政府将"网红"李佳琦作为特殊人才落户引入，浙江、山西将医生科普质量作为职称评定标准就是很好的例子。2019年，国家颁布的"健康中国"行动意见和实施考核方案也浓墨重彩地鼓励医生参与健康知识普及行动并建立了激励机制。

在2020年全民抗击新冠肺炎疫情过程中，巍子参加了中国医师协会健康传播工作委员会组建的科普紧急战队，与各医疗机构自媒体、医生自媒体和垂直专业科普平台协调作战，做了大量科普和辟谣的工作，在特殊敏感时期发挥了重要作用，获得国家卫生健康委员会宣传司专门发函致谢、肯定。

希望巍子本人和他的"医路向前巍子"品牌行稳致远，希望更多的医者能够加入科普的队伍中，涌现出更多的"医路向前+X"。

刘哲峰

中国医师协会健康传播工作委员会常务副主委

海南博鳌乐城国际医疗旅游先行区管理局副局长

大咖推荐语

巍子是急诊科医生，这是一本来自他多年行医实践的书，每一处知识，都是生命与拯救的故事。他是流量"网红"，这是一本来自他多年日夜探索网络世界的书，健康就在你身边，巍子就在你身边！

—— **彭锋**　中国互联网发展基金会副秘书长

科普健康知识的人群中最勤奋、最管用的短视频达人巍子，从移动互联的"多屏"上走进了面前的这本书里，换个地方与我们相遇，一样温暖，一样真诚，一样精彩！

—— **董关鹏**　中国传媒大学教授、

博士生导师、政府与公共事务学院院长

这本书既是科普读物，又是枕边书；可以读来学习，也可以翻来消遣；严谨专业又涵盖方方面面，堪比一部百科书。

—— **张红苹**　中国家庭报社社长、总编辑

做有情怀的医者、开展有温度的科普，医者仁心，巍子一直在践行的路上。

—— **姚秀军**　任职于北京市卫生健康委公众权益保障处

70 岁的母亲是巍子的粉丝，母亲和如她一般年龄的年长者，作为巍子健康科普的受益人，是我们作为子女最大的欣慰。巍子老师，谢谢您！

—— 施琳玲　中国医师协会健康传播工作委员会常务
副主委兼秘书长

有德、有才、有爱心的科普达人巍子，给您带来生活中的急救常识，图文并茂，视频演示，轻松学习，救人救己。

—— 张海澄　北京大学医学继续教育学院院长、
北京大学人民医院心内科主任医师

巍子做了大量的公益急救培训，这本书正是这些碎片知识的整合。希望本书能让更多的人懂得这些急救知识，挽救更多的生命！

—— 谭先杰　北京协和医院妇产科主任医师

这样的科普让人眼前一亮，读时感动，学时简单，用时方便，让医学的温暖走进每个人的内心，巍子做到了。

—— 王强　公众号"三甲传真"创始人

包括猝死在内的急症，70%发生在家庭中，呼吁每个家庭至少有1～2人学会一些基本的急救技能。巍子医生这本通俗实用、图文并茂的新作，是您不二的选择。

—— **贾大成** 北京急救中心资深急救专家

俗语说：救人一命胜造七级浮屠。没有比这更契合巍子这本书意义的话语了。读完就能用，学会就能救命，实用、生动、易懂。生命是如此珍贵绚烂，我们可以从这本书开始，好好珍惜。

—— **于梦非** 《健康报》记者、《梦非寻医》主持人、中国医师协会健康传播工作委员会医生品牌学组联合发起人

"凡大医治病，必当安神定志，无欲无求，先发大慈恻隐之心，誓愿普救含灵之苦。"发菩萨愿、尽凡人力、做科普事、救苍生苦，巍子这名普通的急诊科医生成长为千万粉丝追随的超级大Ｖ，绝非偶然。今天开卷看到的，不只是实用的医疗知识，更是巍子兄弟的一片赤子之心。

—— **张文鹤** 自媒体"仙鹤大叔张文鹤"创始人

作为巍子的好朋友之一，我也看到了他的辛勤付出，感受到了他的医者仁心。医路向前，救在身边。他的新书，也值得每一个热爱健康的人一读再读。希望我们每一个人多学点急救知识，关键时刻，能救命！

—— **付虹** 自媒体"付虹医生"创始人

不是所有医生都能走进你心里，庆幸，巍子做到了。

——**尚书** CCTV12《夕阳红·健康全知道》主持人

作为一名急诊科医生，巍子医生常年在不同渠道努力推广着生活中最基础、最实用、最接地气的知识技能，得到了亿万读者的认同。现在，他又将这些年来的心得经验写进了这本书里，值得珍藏。

——**范志伟** 东南大学附属中大医院主治医师、江苏省科普作家协会理事、自媒体"最后一支多巴胺"创始人

巍子的急救科普让复杂的医学知识变简单，一看就懂，一学就会，而且非常实用，真的是居家必备书。

——**孙旖** 科普达人、自媒体"Jojo医生"创始人、妇产科主治医师

"医路向前巍子"，一个医疗自媒体的传奇。实用的急救知识加上感人的医患故事是巍子最打动人的地方。每天睡前一个科普小知识，感受暖男医生的贴心呵护。

——**姚乐** 上海市同仁医院主治医师、自媒体"我是医哥Dr姚"创始人

目　录

四季常备急救和身体养护知识

宝宝危急时刻，父母怎么办

如何保护心脑血管

外伤怎么办

远离癌症这样做

吃出来的健康

生活中省钱又管用的健康小妙招

扫码关注微信公众号"医路向前巍子"，
回复急救条目获取急救和身体养护相关视频。

四季常备急救和
身体养护知识

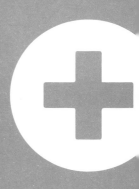

春天来了，谨防蜂蜇伤

白班，我和往常一样在诊室里忙碌着，突然听到抢救室里有人呼叫："蜂蜇伤，过敏性休克，昏迷。"

我放下手中的一切奔向抢救室。病人是一个50多岁的农民，全身大片大片的疹子，呼吸困难，面色潮红，眼睑肿得拨不开眼皮，大小便失禁，血压测不到，心率130次/分。快速进行抢救，20分钟后病人脱离生命危险。病人是我们当地一个社区120送来的，120在第一时间给予吸氧，开放静脉通道、补液、肾上腺素对症治疗。在病人的情况渐渐好转后，我对其女儿说："多亏第一时间就近治疗后经120送至我院，要不然等到喉头严重水肿完全压迫气道，可能就真的来不及了。"

没想到我却听到了120随车大夫的这么一句话："不用谢我，应该谢谢你，他女儿说看过一篇文章写的是蜜蜂蜇伤后出现过敏应该就近就医，她一路上一直在说。"

病人的女儿听着我俩的对话，看了看我："那篇小女孩被蜜蜂蜇伤的文章是您写的？"她飞快地掏出了手机，把那篇收藏的文章拿给我看。

我笑了笑，点了点头。"咣当"一声，真的是"咣当"的一声，她竟然跪在了我面前："老天开眼啊，我爸爸命大，是您的这篇文章救了我爸。"我蹲下去，一旁的护士帮忙和我一起扶起了她。

后来我才知道，老人被蜜蜂蜇伤后，并没有去医院，而是回家了，紧跟着全身无力，眼皮都抬不起来。女儿发现不对，赶紧叫邻居大哥开车送老人去医院。开始大家一致认为要直接来我区医院，他家距离我院大概40分钟的车程，但是他女儿看过我的那篇文章，执意要去社区先用上药，再用120转院。尽管如此正确操作，老头还是在鬼门关走了一圈。

我不禁背后有些发凉，忽然想到以后自己科普医学知识时一定要更加谨慎了，千万不要因为自己的不严谨而酿成大错。

前段时间，广西南宁马山县周鹿镇的3名小学生在本屯里采摘龙眼时被马蜂蜇伤，一名11岁男孩不幸死亡。孩子的死亡原因应该是过敏性休克，又是一起蜂蜇伤酿成的悲剧。

为什么大家对蜂蜇伤关注度这么高？因为这样的病例真的很常见，不夸张地说，春夏季时在急诊科每天都会有蜂蜇伤的病人前来就诊，轻者给予口服药及外用药，重者真的可以说在鬼门关走了一圈。

怎么区分蜜蜂跟马蜂呢？我们都知道，蜜蜂蜇完人之后很快就会死掉，因为它的毒刺会拖着内脏一起出来；而马蜂蜇完人了，只有一根特别小的刺留在伤口里面，这是个区分点。被蜂蜇伤之后，伤处怎么处理呢？蜇伤之后如果有一些心慌憋气、出现大片皮疹的症状，应及时就近就医。蜜蜂蜇伤，因其毒液为酸性，可用肥皂水、3%氨水或5%碳酸氢钠液涂敷蜇伤局部。马蜂蜂毒与蜜蜂蜂毒不一样，为弱碱性，所以可用食醋或1%醋酸擦洗伤处。

人被蜂蜇伤后最怕的是过敏性休克，社区医院最基本的抢救药物是有的。在社区医院及时给予抢救用药后，可拨打急救电话转送至上级医院。

蜂蜇伤并不可怕，可怕的是蜇伤后出现过敏反应，如果不能正确处理，会在短时间内导致死亡。户外游玩时切记，注重团队合作，遇紧急情况时要沉着冷静！

以下治疗非常专业，仅限于专业医护人员参考。

夏季户外活动或游玩时，遇到蜂蜇伤后的处置

· 立即用针头或者注射器挑出毒刺，或者去医院寻找专业医护人员挑刺；

- 针对不同类型的蜂蜇伤可用肥皂水或醋反复冲洗；

- 局部红肿发痒可外用药膏，然后观察；

- 若全身出现皮疹、恶心呕吐、心慌憋气、大小便失禁等不适
  症状，切记立刻就近就医。

用药

立刻去除过敏原；给 0.3 ~ 0.5mg 肾上腺素肌注，切记是肌注，间隔 15 ~ 20 分钟可重复；建立静脉通道，快速补液扩容；0.9%NS 或平衡液 1000 ~ 2000ml（半小时内），总量可达 3000 ~ 5000ml，有心脏基础疾病的患者应酌情补液。

糖皮质激素（选其中一种）：

- 地塞米松 10 ~ 20mg 小壶；

- 氢化可的松 200 ~ 400mg 入 0.9%NS 250ml 静点；

- 甲基强的松龙 120 ~ 240mg 入 0.9%NS 250ml 静点；

- 甲基强的松龙 1 ~ 2mg/kg 静脉注射，最大量 125mg，4 ~ 6 小时 / 次；

- 抗组胺药（H1- 阻滞剂，降低血管通透性）；

- 苯海拉明 20mg 肌注或者非那根 25mg 肌注。

若血压仍不回升，可给予升压药物，如多巴胺静脉滴注 5 ~ 20μg/（kg·min）。

保持气道通畅

对上呼吸道梗阻，用肾上腺素0.3ml+3ml生理盐水雾化喷喉，在早期尤为有效；加氧面罩给氧及气管插管均失败时，应立即选择环甲膜穿刺，气管切开；支气管痉挛时给予氨茶碱稀释缓慢静注。

心肺复苏

心肺复苏术，第123页"心肺复苏"一节有专门讲述。

其他处理

吸氧、监护，患者平卧、双脚抬高；密切观察病情，包括呼吸、脉搏、血压、神志和尿量等变化，并做好记录连续观察；初期抢救成功后，对过敏性休克的连续观察时间不得少于24小时。大约25%的患者存在双相发作，即在初期救治成功后8小时内会再发危及生命的过敏症状；糖皮质激素用于抗过敏的显效作用时间是4~6小时，糖皮质激素对过敏的双相发作有明显的控制作用。

上树打核桃，别让丰收变悲剧

　　每年春季和秋季，有一种高发伤——坠落伤。有一天我接诊了一个这样的病例：患者56岁，男性，家住在农村，家里承包着一片山地，山里种着高大的核桃树，9月正是核桃成熟的季节，因为上树打核桃不慎摔了下来，家人把他送到医院的时候，他已经昏迷了。

　　"多高的树？"我问道。

　　"至少5米吧。"他的孩子边哭边回答。

　　"这耳朵里塞的是什么？"我发现伤者的耳朵眼里塞着东西。

　　"我看我爸摔得耳朵眼都出血了，就找卫生纸给堵上了。"我迅速取出堵在耳朵眼里的卫生纸，有少量的血性液体慢慢流了出来。我判断伤者颅脑内是有损伤的，而且颅底应该存在骨折，耳朵眼里流出来的血叫"耳漏"，这时候千万不能堵塞，应该让伤者头偏向出血的一侧，让血流出来，减轻颅内的压力。

　　头颅CT的结果和我的初步判断大致一样：硬膜下血肿（量大）、颅底骨折。患者很快就上了手术台，术后转入ICU（重症加强护理病房）。

秋天是核桃、栗子收获的季节，很多人生活在城市里，并不知道"打核桃"是一件很危险的事情。请提醒农村的亲戚朋友或者喜欢农家游的朋友们，上树打核桃、打栗子时一定要注意安全。每年这个时候，急诊科的抢救室里都会出现这样的坠落伤：腰椎骨折的、下肢骨折的、骨盆骨折的、颅脑损伤的、肋骨骨折并血气胸的等。每天都有，轻重都有，所以请大家注意，减少此类悲剧的发生！另外，摔伤后请勿随意搬动伤者，头部外伤后禁忌堵塞鼻子、耳朵流出的血性或者黄色液体！

2019年我遇到一个跟打核桃相关的更让人痛心的病例。那天我是白班，120送来了一个有外伤的小女孩——右眼被异物扎伤。

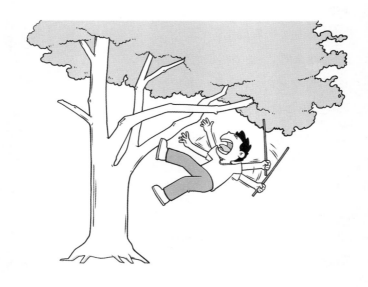

孩子5岁，跟爷爷一起去打核桃，爷爷在树上打，孩子在树下边玩边帮忙捡。

9月的阳光很强烈，孩子抬头看着树上的爷爷，从层层树叶中射过的阳光晃着了孩子的眼。这个时候爷爷打断了一根挂满核桃的沉重树枝，核桃随着树枝一起掉落树下，孩子就那么抬头看着，树枝直接扎入了她的右眼眶，顿时鲜血直流。爷爷迅速下树，慌了，真的是慌了，爷爷竟然一下子拔出了扎入孩子眼部的断树枝。

在抢救室里，孩子的妈妈抱着孩子大哭："她才5岁啊，她才5岁啊，你们救救她啊。"孩子爷爷的手里还攥着那带着一串核桃的断树枝瘫坐在地上，骂着自己"真该死"。最终孩子的眼球破碎，没有保住。

不要在打核桃的时候让孩子待在树下，大人也不行，要远离核桃树，因为核桃砸伤致死的病例也出现过，不要觉得没事。什么是意外？意外就是所有意料之外的事情加起来的巧合！任何异物扎伤都不能立刻拔出异物，应该固定异物，立刻去医院做手术。因为拔出的时候可能会加重出血，带来再次损伤！

关于核桃，同样痛心的一件事发生在我跟120车班的时候。孩子的妈妈给2岁多的孩子吃核桃——卡喉，窒息死亡，孩子的妈妈不懂任何急救措施，除了掐人中这样错误的做法，就是哭等着120的到来，我在电话里的急救指导她根本不听。

拨打120急救电话后要保持手机的通畅，确保急救人员第一时间联系到您，听从急救人员给予的急救指导。

打核桃、打栗子导致的意外频频发生，可能您在城市里并不知道其危险性，但是吃核桃、栗子等坚果引起的异物卡喉导致窒息死亡的病例常常出现，不要忽视这些意外的发生。

关于异物卡喉的急救措施我会在后面进行专门讲述（第68页）。

时令野菜，盲目尝鲜反中毒

春天来了，大家喜欢吃野菜。有个报道说，一个男子吃"野芹菜"后险些中毒丧命。他以为是野芹菜，结果挖错了，吃了一种毒草。也有朋友跟我说，他吃了自己挖的野菜之后，出现嘴麻的症状，其实都是中毒的表现。

很多人觉得吃野菜好，其实野菜所含的营养跟我们普通的蔬菜没有太大区别。他们去公园里面挖野菜，但是公园里面浇灌的水是中水，而且工作人员会定期喷洒农药，这些都会导致野菜含有毒素。另外，很多朋友分不清某种野菜是有毒还是没毒的，所以大家不要乱吃野菜。如果吃野菜后，出现嘴麻、腹泻、呕吐等症状，应该及时就近就医。

特别指出，香椿也是大家很喜欢吃的时令野菜。我看到一个报道，一个3岁的孩子吃了香椿炒鸡蛋之后，住进了ICU，险些丧命。香椿到底有没有毒性？确实是有一定毒性的，但是有一个前提，就是"量"，一天吃两斤或者三斤香椿，或者每天都吃香椿，可能会导致慢性或急性的肝肾功能损伤，还有亚硝酸盐中毒。这个孩子他以前没吃过香椿，而且他吃的量很少，吃完之后就起疹子，出现了急性的过敏反应。所以，如果吃完香椿之后心慌憋气、起疹子，可能是过敏了，赶紧去医院。烹饪香椿之前，建议大家最好用开水焯一下，而且每天不能吃多，东西再好吃，都要注意一个量。

5月飞絮，把你弄得好闹心

5月的北京又开始"下雪"，都怪你——杨树毛子！挺好的天气，让你弄得好闹心！

杨树毛子又叫杨絮。而飞絮是杨树和柳树等植物果实成熟炸裂后，带绒毛的种子随风飞舞的自然现象。5月的北京，飞絮漫天飞舞，无孔不入，既污染人居环境、影响居民健康，也给交通和消防安全等带来隐患，引起了社会广泛的关注。

漫天的飞絮，都来自雌株。春天，正是雌株繁衍后代的好时机，这些"絮"都是种子，借助风力及昆虫，传播出去，完成繁衍。

飞絮威胁人们的健康，尤其是敏感体质人群。一到春天，北京市许多医院里因为过敏而就诊的人数都会激增。

飞絮接触人的皮肤，可能会造成皮肤过敏、瘙痒，眼睛红肿，若不幸进入呼吸道，可能引发咳嗽和呼吸道水肿，更严重者可能会加重哮喘、引发慢性支气管炎急性发作等呼吸道疾病。飞絮还可能携带病菌，产生交叉性传染。

飞絮威胁公共安全。飞絮体轻易燃，影响范围大，10平方米的飞絮遇到明火能在2秒内烧完。飞絮对汽车的影响也很大，飞絮遇火燃烧并引燃附近汽车的案例屡见不鲜。因此，在停车的时候，车主应该远离飞絮聚集区，以防飞絮燃烧导致危险。而且对于空调滤清器也要注意清理和更换。

那面对飞絮我们怎么办？

首先，戴口罩。出门时，可以戴上口罩，衣服选择长袖衫、长裤，回家前，要把身上的飞絮残留物消除干净，不要带到居室内。

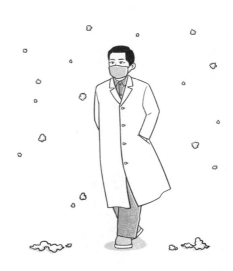

其次，若飞絮不慎入眼，切不可用力揉，异物较小刺激不大，反射性流泪就会将其排出。若不能排出，要保证在无菌的前提下，请朋友将上下眼睑翻开，用消毒棉轻轻擦出，如果没有把握，应及时就医。有哮喘病史或过敏严重的病人，一旦出现症状，也须及时就医。

最后，备好药物。对于过敏性鼻炎患者，要及时用药，及时就医，把伤害降到最低。

飞絮你赢了，我还是去挑一款喜欢的口罩吧！

如何缓解鼻子干燥出血、过敏性鼻炎

    春天来了，天气比较干燥，鼻子容易出血。很多朋友鼻子出血了，就抬头拍脑门，使劲往鼻子里塞一些卫生纸，或者塞两根大葱，这些都是错误的做法。

    鼻子为什么会出血呢？因为里面的小血管比较脆弱，特别是春天比较干燥，小血管破裂导致出血，这个时候抬头或者塞东西，都有可能造成血液变成凝血块，误吸到气道里引起梗阻窒息。那应该怎么办呢？特别简单，身体前倾把头低下，用两个手指去压住两侧鼻根部，其实就是压迫止血，不要乱用一些错误的止血方法。

    另外，现在很多朋友都有过敏性鼻炎，这跟季节是有很大关系的，比如春季、秋季为高发期，发病时可能流浑水一样的鼻涕，或者鼻子被堵得死死的，甚至有些人晚上睡觉都能被憋醒。

    有很多虚假的宣传，说鼻炎可以根治，实际上鼻炎没有根治的方法，但是我们可以缓解它的症状。第一点，用喷鼻子的药水——一种是含激素类的，一种是辅助类的，比如海盐水。如果怀孕了，还有备孕的朋友，不建议用带激素的喷鼻液。第二点，如果症状比较重，可以口服一些抗过敏的药物，这是治疗它的最好方法。不要相信虚假宣传，没有什么药可以根治鼻炎。

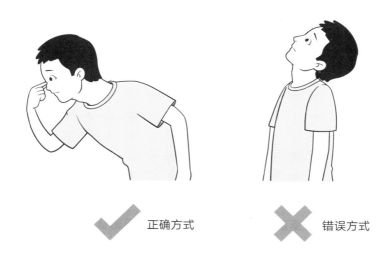

正确方式　　　　　错误方式

吃粽子要小心，黏米、枣核都要命

每年端午节，大家都会吃粽子。当我们吞咽食物的时候，正常情况下应该是进入食管，但是孩子因为哭闹或者大笑，食物误入气管，就会堵塞气道导致无法呼吸，甚至死亡。粽子黏性大，一旦误入气管很容易引起气道梗阻。如果错过了最佳抢救时间，孩子的脑组织会因为缺血、缺氧导致不可逆的坏死，就算最后抢救成功也会留下很严重的并发症。

当孩子进食时，突然出现表情痛苦、无法咳嗽、不能说话，或脸色发青几乎无法呼吸的情况，即可确认为异物卡喉梗阻窒息。完全梗阻窒息的抢救黄金时间为4分钟，急救方法如下：针对可以站立的孩子，我们选择蹲在或者跪在孩子身后用"海姆立克急救法"进行救治，成人的急救法同理！（详见第70页）

人们在包粽子时为了增加口感往往会放一些"馅"，最常见的就是大枣，一放就是好几个。有些人在放入大枣的时候并没有去核，悲剧往往就因此而发生了。有报道称，一位老人不慎吞下一枚枣核后出现喉咙刺痛，紧接着出现胸痛，导致无法进食，送到医院后医生发现枣核已经扎破其食管，喉镜已无法将其取出，后来做了开胸手术才捡回了一条命。

枣核的尖端很锋利，当下咽时卡在食道里很容易刺破食管，还有可能刺破大血管，到了胃肠道也可能刺破胃肠壁，危及生命。

所以，包粽子时放入里面的大枣要去核，吃粽子时要细嚼慢咽。如果进食时突然发生气道梗阻，要采取急救措施。如果不慎吞下枣核，出现食管刺痛、胸痛、胃痛或者近期出现黑便，应及时到医院就诊。

鱼刺卡喉了，千万别吃醋

鱼刺卡喉在我们日常生活中很常见，不仅是鱼刺，就连小的鸡骨头、鸭骨头卡喉也经常发生。

前段时间，我的一个朋友咨询我：在吃辣鸭翅的时候不小心吞下了一块小骨头，觉得胸口不舒服，问我有没有大问题。当时我的建议就是要他去医院的耳鼻喉科看一下，排除一下严重的情况。

几天后，他打来电话表示万分感激。他去医院看过后直接住院了，主治医生说那块小骨头已经扎破了食管，离大血管不到1厘米，一旦刺破血管立刻会危及生命。

鱼刺卡喉，通常是因为吃饭时三心二意，不小心把鱼刺混进饭里咽了下去。鱼刺卡喉若不及时取出，可因异物感染引发颈深部的脓肿，进而发展成败血症、脓毒血症等。更严重者，需心胸外科做开胸手术，才能保住患者的生命。

治疗鱼刺卡喉有些偏方，但存在一些误区。

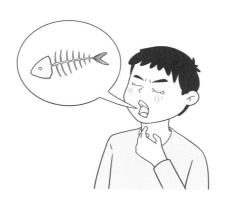

误区一：大口吞米饭、吃硬东西

这个方法既危险又没用。大口吞米饭或者馒头会把位置很浅的鱼刺推到更深，可能会伤到咽喉食道黏膜，还可能刮破食道内血管，致其破裂出血。食道下段旁边是气管和主动脉，一旦扎破大动脉血管引起大出血，后果不堪设想。

误区二：喝醋软化骨头

我们在家炖鱼时放些醋是为了软化鱼骨，但是多久才能把骨头炖软呢？很长的时间。想靠喝两口醋就把卡在食管里的骨头软化那是不可能的。鱼刺成分是钙，醋酸能与钙发生反应，但是我们食用的醋其醋酸含量非常低，用它软化鱼刺需要持久的浸泡。

误区三：海姆立克急救法

海姆立克急救法是针对气管完全梗阻窒息的一种急救方法，而不是针对食管，我们被鱼刺卡到的是食管而不是气管，所以鱼刺卡喉不可以使用这种急救方法。

治疗鱼刺卡喉的正确方法

1.要保持镇静，初步确定是否有鱼刺卡喉。患者可试咽唾液几次，进行确定。因为有时进食过快，鱼刺可能会擦伤黏膜，造成一种鱼刺卡喉的假象。鱼刺卡喉的感觉是吞咽时有明显的刺痛，常持续固定在一个部位，而咽部静止时疼痛不明显。

2.试着轻轻咳嗽，有时候细小的鱼刺会跟着气流被冲出来。

3.可自行用小镊子和手电筒尝试去取出我们可以看到的鱼刺，如果连吞口水都能感到疼痛，甚至脖子和胸部都疼痛，那么立即去医院找医生，挂耳鼻喉科或者内镜科，通过内窥镜可以安全快捷地取出异物。

在此提醒大家，无论工作多么忙碌，吃饭都要细嚼慢咽，出现不适时勿信偏方，及时就医！

游泳溺水悲剧不断，正确施救争分夺秒

夏天来了，天气炎热，很多家长带着孩子去游泳馆和海滨浴场，既锻炼身体又消磨时间，但是享受凉爽的同时一定要注意安全。可怕的是，你以为孩子站在水里，其实他正在安静地死去！

第一个案例：

"上午带娟娟来学习游泳，10点16分却出现了意外。"赖女士回忆道。当时娟娟在深水区练习游泳，她的同伴第一次游到深水区的时候，看到娟娟弓着身子在水里，就触碰了她一下，娟娟没有反应。当同伴游了一圈后第二次到达深水区的时候，娟娟的身子还是弓在水里没有任何反应，这时，同伴才急忙呼叫娟娟的母亲。10点28分，在赖女士和教练的帮助下，娟娟被打捞上来，赖女士和教练一边打120一边给娟娟做心肺复苏，可120赶到时，娟娟已因抢救无效死亡。

赖女士表示，娟娟死得很冤，一直在水里待了12分钟才被发现，当时只有教练一人在教游泳，其间没有人看到娟娟溺水，更没有救生员前来救援。

第二个案例：

在上海一所正规的游泳馆内，9岁男童在游泳时不幸溺水，被抢救上岸后紧急送往附近的医院。进入医院时，该男童已经没有了心跳和呼吸，被抢救了两天依然生命垂危……

游泳馆负责人表示：事发时，孩子的两位家长都陪在孩子身边。游泳馆内那么多人，为什么没有人听见孩子的呼救呢？

辨别溺水对孩子的抢救极为关键，如果不具备这些常识，很容易酿成悲剧。很多人以为溺水的人会大喊大叫，实际上孩子在溺水的过程中，根本无法发出求救声！如果这个时候大家都没有发现孩子溺水，那么等待孩子的只有死亡。另外，溺水的人是静静站在水里的，而不是平躺在水里，或者好像在水里垂直爬一个隐形的楼梯。头大多在水面上，嘴巴有时候在水外，有时候在水里，一上一下好像在冒泡。

7种迹象辨别孩子是否溺水

1.孩子的嘴会没入水中再浮出水面，没有时间呼救。

2.孩子的手臂可能前伸，但无法划水向救援者移动。

3.孩子在水中是直立的，挣扎20～60秒之后逐渐下沉。

4.孩子的眼神呆滞，无法专注或闭上眼睛。

5.头发可能盖在额头或者眼睛上。

6.溺水最重要的迹象是看起来不像溺水，只是在发呆，但如果对询问没有反应，就需要立即施以援手。

7.小孩子戏水会发出很多声音，一旦安静无声就要立刻警醒。

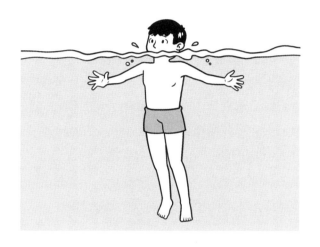

孩子溺水第一杀手：手机

西安的一位肖女士带6岁的女儿和不满4岁的儿子到游泳馆玩。当天下午5点，当她准备离开时，却找不到儿子豪豪的踪影。找寻一个小时后，发现孩子已经溺亡。事后查看监控，画面中肖女士背对浅水池边走边看手机，这时豪豪爬过了浅水池和深水池之间的矮墙，进入深水池。豪豪从深水池边缘走向中间大约用时1分钟，随着他走向水池中间，他的头开始被淹没，紧接着在水中挣扎。但是母亲的眼睛一直在关注着手里的手机……

　　避免孩子溺水的第一要点就是：放下手机，目光专注于孩子，切勿远离孩子。

　　如果发现溺水了，你要怎么去救孩子？今天我问了几个朋友这个问题，他们分别回答：倒立控水；立刻清理口鼻；异物催吐；抠嗓子；挤肚子胸外按压。本来我觉得这是一个很简单的问题，但是回答竟然五花八门，看到上述这些做法后，我真的吓出了一身冷汗。之前的急救宣传中确实有提倡过"控水法"这种急救措施，但是经过大量反复的研究，发现这个做法是错误的。任何形式的控水法都是陈旧的、无用的、有害的！对于溺水心脏骤停，争分夺秒的心肺复苏是唯一有效的急救方法，掌握正确的溺水急救方法，传播出去，让骤停的心脏再次跳动起来！

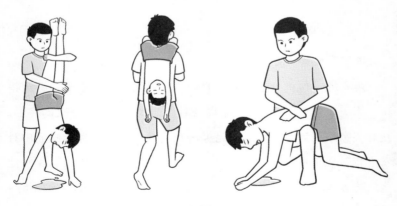

溺水急救的错误方法

溺水急救的唯一正确做法

- 对心脏骤停患者进行识别、呼救、判断、复苏；

- 快速胸外按压（频率100～120次/分）；

- 用力进行胸外按压（深度5～6厘米）；

- 胸廓充分回弹；

- 尽量减少按压中断；

- 通气有效但避免过度通气；

- 正确使用体外自动除颤器（AED）。

夏天热浪扑来易中暑

夏天天气潮湿闷热，一离开空调房，热浪就扑面而来。有天上午10点多，我接到120中心的调派任务：60多岁男性，头晕。

到现场后，一进患者的房间，只能用"闷热"两个字来形容，患者的妻子嘴里还一直嘀咕着"肯定是中暑了，肯定是中暑了……"。根据患者当时的症状，我的初步判断也是中暑。患者家里有空调，但是没有开，这么热的天还不舍得开，不中暑才怪。我们将这位患者送到了医院并给予治疗后，症状才得以缓解。

后来我又接了两次车祸现场的任务，说实话，天真的热，我的衣服都湿透了，室外的热浪让我不敢大口喘气。

中午我们刚吃完饭就又接着出120急救任务了，一趟又一趟，坐在车上的我烦躁、口渴、全身不舒服。下午4点，我开始肚子疼，呈阵发性绞痛，然后开始拉肚子，稀水便，到晚饭前，腹泻了3次。

开始的时候我并没有在意，以为是中午吃的外卖不干净，于是晚饭的时候我吃了点面条，那会儿我就觉得头昏昏沉沉的，但是因为在上班就没太当回事，继续忙着救治患者了。

一直忙到了第二天早上，早点吃的包子，我感觉自己没什么胃口，这期间我一直腹泻，有十多次，终于下班回家了。到家后我再次腹泻，半小时一次，肚子一疼，就感觉有液体从结肠一下子冲到了直肠到达肛门，然后我就快速冲向厕所，还好是在家，一上午我又腹泻了十余次，大便全是水样。然后我开始出现恶心，呕吐两次，呕吐物为胃内容物。

这个时候我仍然以为是昨天吃的东西不干净，我拿起手机给昨天一起上班的护士和司机打电话，因为我们吃的东西都是一样的，我想问问他们有没有出现这种情况，但他们都没有出现任何不适。

食物中毒？我觉得可以否定这个诊断了，然后我脑海里瞬间浮现这个疾病：中暑？！拿出体温表一测，体温37.5℃，略高于正常体温；多次的腹泻、恶心呕吐；头晕、头痛；肌肉酸软、四肢乏力；口渴、出汗……这些症状我全有，这不正是中暑的早期症状吗？这个时候我意识到了，原来自己不是简单的拉肚子，而是中暑了。身为医生的我，竟然把自己误诊了……

我努力地回想中暑的原因，其中有一点：睡眠不足、过度疲劳。确实，我最近睡眠不够，休息得不好。

我开始了自救！

喝水，一杯接一杯地喝温开水。中暑引起的口渴是脱水的表现，我要快速补充水分，这个时候不可以喝凉水或者冰水，温开水是最好的选择。别吃什么凉西瓜，因为我的胃肠道在这个时候很脆弱，凉的东西会加重腹泻。

止泻。20多次的腹泻让我浑身酸软、四肢无力，我开始使用口服的止泻药物。频繁腹泻会导致脱水，严重的会引起电解质紊乱。

降温。我把空调开到了25℃，然后用37℃的水冲澡。这个时候也不可以用过凉的水去降温，因为我只是先兆中暑，但是如果中暑者出现了意识不清、抽搐的情况，这个时候应该用大量的凉水，甚至是冰水去快速降温。

补充体力。洗完澡的我坐在沙发上吹着空调喝着白开水，找出了口服补液盐，按比例兑好后喝了下去。然后我去厨房煮了一大碗大米粥，也全部喝进了肚子。这个时候不建议吃油腻的食物，应该吃些清淡的东西补充体力。

经过这样的处理，我感觉不适的症状明显在减轻，后来我又腹泻了2次，但是间隔时间很长，同时因为大量喝水我去小便了3次，尿的颜色从深黄色变成了淡黄色，身上也有了力气。我知道我的自救方法起效了。

中暑是指长时间暴露在高温环境中，或在炎热环境中进行体力活动引起机体体温调节功能紊乱所致的一组临床综合征，以高热、皮肤干燥以及中枢神经系统症状为特征。核心体温达41℃是预后严重不良的指征，体温超过40℃的严重中暑病死率为41.7%，若超过42℃，病死率为81.3%。

中暑的原因

1.外界因素。长期在高温（气温高于35℃）或在湿度较高和通风不良的环境下从事重体力劳动可发生中暑。在高温作业、农业及露天作业时，受阳光直接暴晒，再加上大气温度升高，使人的脑膜充血，大脑皮层缺血而引起中暑，空气中湿度的增高也易诱发中暑。

2.自身因素。年老体弱、营养不良、睡眠不足、过度疲劳、精神紧张、穿紧身不透风衣裤、饮酒等，是中暑常见的诱因。

中暑的表现

1.轻者。又称先兆中暑，表现为口渴、食欲不振、头痛、头昏、多汗、疲乏、虚弱、恶心及呕吐；心悸、脸色干红或苍白；注意力涣散、动作不协调、体温正常或升高等。

2.重者。热痉挛、热衰竭和热射病。

热射病是一种致命性疾病，分为两种类型：劳力性和非劳力性。劳力性主要是在高温环境下内源性产热过多（如炎热天气中长距离跑步者），它可以迅速发生。非劳力性主要是在高温环境下体温调节功能障碍引起散热减少（如在热浪袭击期间，生活环境中没有空调的老年人），它可以在数天之内发生。其征象为：高热（直肠温度≥41℃）、皮肤干燥（早期可以湿润）、意识模糊、惊厥，甚至无反应、周围循环衰竭或休克。此外，劳力性者更易发生横纹肌溶解、急性肾衰竭、肝衰竭、DIC（弥散性血管内凝血）或多器官功能衰竭，病死率较高。

中暑的预防

1.多饮水、保障充足睡眠。

2.避免长时间室外劳作，室外劳作应该穿长袖，避免赤裸上身。

3.室内通风，避免门窗长时间紧闭。

4.每隔2小时用凉水冲手、洗脸。

5.增强抵抗力、调节情绪、注意休息。

中暑的急救措施

· 停止活动，并在凉爽、通风的环境里休息；

· 脱去多余的或者紧身的衣服；

· 物理降温（用湿凉的毛巾放在患者的头部和躯干部以降温，或将冰袋置于患者的腋下、颈侧和腹股沟处）；

· 严重者肌肉会因热射病不自主地抽搐，发生这种情况时不要在病人的嘴里放任何东西，不要去刻意束缚其抽搐的肢体，可用软物垫在病人身下，如果发生呕吐，请将患者的头偏向一侧以确保其呼吸道通畅，防止误吸；

- 无论症状轻重必须及时就医。

不要觉得中暑离我们很远，我的这次经历就是一个例子。不要以为中暑没什么严重的后果，每年因为中暑引起热射病导致死亡的病例真的很多，预防中暑和早期对中暑的处理相当关键。

预防柿石症，柿子应该这样吃

前几天和朋友聚会，在等待上餐的时候，热心的服务员赠送了我们一份"柿子饼"作为零食。同桌几位朋友都是医生，其中一位还是普外科的专家，我们互相看了看，笑着拒绝了服务员的好意。

因为我们对柿子"恐惧"。

普外科的那位朋友开始讲述：我是不敢吃柿子，我也从不让家里人吃。就在上个星期，我收治了一个6岁的孩子，孩子家是农村的，最近柿子熟了，孩子的家长每天都给孩子吃，但是几天后孩子出现肚子疼、不排大便的情况，当地基层医院给孩子做了初步的检查，但是不能明确病因。家长抱着孩子来到我们医院时，孩子已经出现了腹膜炎，有明显的手术指征，孩子很快做了手术。术中发现孩子的部分肠管已经坏死，肠管里有两个杏子大小的"石头"，其实就是因为吃柿子而形成的"柿石"，后来做了肠切除、肠吻合。

在一个急诊夜班里，我也碰到了类似的病例。那天夜里我的诊室里来了一位老大爷。大爷很瘦，捂着肚子，疼得很厉害，查体表现是板状腹、全腹压痛、反跳痛及肌紧张。凭借查体可以确定大爷是需要急诊行"剖腹探查"手术的，因为通过上述的三个症状可以明确诊断大爷有"弥漫性腹膜炎"。追问大爷的病史，上腹突然疼痛然后迅速扩散至全腹，加之身体消瘦，可能长年患有胃病，初步诊断，是上消化道穿孔。

胃溃疡若没有得到治愈，溃疡处会导致胃穿孔，穿孔时表现为上腹部突发疼痛。当胃液和食物残渣从穿孔处流到腹腔后疼痛扩散至全腹，称之为"板状腹"。

禁食水、补液、放置胃肠减压管、联系普外科，一系列抢救措施做完，我就去抢救另一位患者了……

第二天，我打电话询问大爷的情况，病房的医生告诉我："诊断得没错，确实是上消化道穿孔。你知道穿孔的原因是什么吗？竟然是柿石！"

我瞬间明白了：吃柿子引起的柿石症，"石头"磨破了胃，导致了穿孔。

秋天正是柿子大量上市的季节。茶余饭后，来个大柿子或者大嚼一两个软糯香甜的柿饼，是每个"柿子控"的梦想。不过，柿子虽好，柿子或柿饼中却含有大量的鞣酸（也叫单宁酸），遇到酸性物质尤其是胃酸时，在胃消化酶的作用下，鞣酸会使食物中的蛋白变性，将食物及残渣结合成团，在胃内的时间越长，团块形成得越结实。这个团块就被称作柿石，引起的相关症状就叫柿石症。

吃进去的柿子（饼）少，形成的柿石较小，一般可以通过胃肠排出，没有症状。但部分柿石就算勉强从胃幽门口排出，也很难通过小肠出口，便会引起肠梗阻。柿石开始时很小，一旦形成了一颗"核心"，又不能从胃中排出，柿石就可能像滚雪球似的越滚越大，容易造成胃黏膜的糜烂、溃疡，甚至出血、穿孔。患病后，常有剧烈的腹痛、恶心、呕吐、厌食等症状。

柿石症的症状一般来说比较典型，病人在发病前一两天通常有大量进食柿子（饼）的病史，上腹饱胀不适、食欲下降、恶心呕吐，喝水后症状更加严重，部分患者可能出现全腹疼痛，停止排便、排气。个别严重者腹痛呕吐加重，甚至休克，危及生命。

老年人尤其要注意避免贪嘴吃柿子（饼），因为其肠功能低下，多有便秘，更容易引起肠梗阻。严重的肠梗阻如不及时就诊，会导致肠坏死破裂，引起弥漫性腹膜炎而危及生命。

既不想放弃香甜的柿子，又不想得胃结石，在吃的时候需要注意什么呢？

柿子应该这样吃

1.不要空腹吃柿子，尽量餐后食用。

2.吃柿子前后不要喝醋，避免与酸性水果，如橘子、猕猴桃等同食。

3.吃柿子后一小时内不宜喝牛奶。

4.不宜一次食用过多，年龄偏大的人，消化功能减退，多食易得柿石病。

有的人觉得吃柿子的时候带柿子皮吃更有味道，其实这种吃法不科学。因为柿子中的鞣酸绝大多数集中在皮上，在柿子脱涩时，不可能将其中的鞣酸全部脱尽，所以连皮一起吃更容易形成胃结石，尤其是未成熟的柿子，其皮中含的鞣酸更多。

此外，柿子不要与含高蛋白的蟹、鱼、虾等食品一起吃。这些含高蛋白的蟹、鱼、虾在鞣酸的作用下，很容易凝固成块，形成胃结石。值得注意的是：除了柿子，很多人爱吃的山楂、黑枣也都富含鞣酸，大量或不正确地进食同样会导致肠梗阻的发生。

煤气中毒，容易忽视的生命杀手

煤气中毒我想大家都很明白它的危害，我身边的亲朋好友中也出现过许多例，我也有一位直系亲属因此离我而去，令人痛心。煤气中毒不像疾病，不像心梗、癌症、不可抗拒的创伤，它是可以预防的。有的时候在抢救室看到因为一氧化碳（CO）中毒而死亡的患者，真的觉得很痛心、很惋惜。

每年都在宣传安全知识，但每年都会有许多案例，有的还是全家中毒。在急诊抢救室里工作的医护人员都亲眼见过那种悲伤、那种不甘、那种无奈、那种痛心疾首、那种悔恨不已。其实大家都知道怎么预防，都明白一氧化碳的危害，但为什么还有这么多的惨剧发生呢？许多抢救及时恢复健康的病人都说过这么一句话：我觉得就一会儿，应该没啥事。所以，年轻人要回家告诉家里人或者长辈，给他们提个醒，天冷了使用煤气要注意安全。对还在用炉火取暖的家庭而言，一定要安装一台一氧化碳报警器，并一定要保证报警器的质量。

煤气中毒的临床表现主要为缺氧，其严重程度与碳氧血红蛋白（COHb）的饱和度呈比例关系。

1. 轻型。中毒时间短，血液中碳氧血红蛋白为10%～30%。中毒的早期症状表现为头痛、眩晕、心悸、恶心、呕吐、四肢无力，甚至出现短暂的昏厥。神志尚清醒的中毒者，吸入新鲜空气，脱离中毒环境后，症状会迅速消失，一般不留后遗症。

2. 中型。中毒时间稍长，血液中碳氧血红蛋白占30%～50%，在轻型症状的基础上，可能出现虚脱或昏迷。皮肤和黏膜呈现煤气中毒特有的樱桃红色。如抢救及时，可迅速清醒，数天内完全恢复，一般无后遗症。

3. 重型。发现时间过晚，吸入煤气过多，或在短时间内吸入高浓度的一氧化碳，血液碳氧血红蛋白浓度常在50%以上，病人呈现深度昏迷，各种反射消失，大小便失禁，四肢厥冷，血压下降，呼吸急促，会很快死亡。一般昏迷时间越长，预后越严重，常留有痴呆、记忆力和理解力减退、肢体瘫痪等后遗症。

临床可根据一氧化碳接触史、突然昏迷、皮肤黏膜呈樱桃红色等做出诊断。职业性中毒常为集体性的，生活性中毒常为冬季生火取暖而室内通风不良所致，同室人也有中毒表现。

发现有人煤气中毒后，要迅速将病人转移到空气新鲜的地方，卧床休息，保暖，保持呼吸道通畅，拨打急救电话及时就医。

煤气中毒的预防

1.应广泛宣传室内用煤气时应有安全设置（如烟囱、小通气窗、风斗等），说明煤气中毒可能发生的症状和急救常识，尤其要强调煤气对婴幼儿的危害和后果的严重性。煤炉烟囱安装要合理，没有烟囱的煤炉，夜间要放在室外。

2.不使用淘汰的燃气热水器，不使用超期服役的燃气热水器；燃气热水器请专业人士安装，不得自行安装、拆除、改装燃具。冬天洗澡时浴室门窗不要紧闭，洗澡时间不要过长。

3.开车时，不要让发动机长时间空转；车在停驶时，不要过久地开放空调；即使是在行驶中，也应经常打开车窗，让车内外空气产生对流；感觉不适即停车休息；驾驶或乘坐空调车如感到头晕、发沉、四肢无力，应及时开窗呼吸新鲜空气。

4.在可能产生一氧化碳的地方安装一氧化碳报警器。一氧化碳报警器是专门用来检测空气中一氧化碳浓度的装置，能在浓度超标的时候及时报警，有的还可以强行打开窗户或排气扇。

关于煤气中毒的误区

1.一氧化碳仅在烧煤时产生。一氧化碳不仅在烧煤时产生，其他情况下也可能产生。如烧炭（取暖和吃燃炭的火锅）、使用燃气热水器、汽车发动机等燃油发动机的运转、煤气管道泄漏、工业上的冶炼及铸造以及采掘爆破等，都能在环境中产生一定浓度的一氧化碳。总之，任何含碳物质的燃烧都可以产生一氧化碳。如果在一定的环境中形成一定浓度（0.005%以上）的一氧化碳，就能导致该环境内的人畜中毒。

2.燃烧的煤变红，就不产生一氧化碳。这一错误认识是使人丧命的最常见原因。不少人看到燃烧的煤球变红后就放心地敞开炉盖，或者把烧红了、不再冒烟的无烟囱煤炉搬到屋里，然后蒙头大睡，从而严重中毒。请记住，只要有含碳物质燃烧，就有一氧化碳产生，就必须采取防护措施。

3.通风环境良好就不会煤气中毒。其实一氧化碳能强行与红细胞内的血红蛋白结合，使其失去运送氧气的能力，发生窒息性中毒。由于一氧化碳与血红蛋白有强大的结合能力，其亲和力比氧气与血红蛋白的亲和力大230～270倍，所以血液中即使存在少许一氧化碳，也能与氧气竞争血红蛋白。而空气中只要有一氧化碳，就有可能被吸入体内。也就是说，即使环境通风良好，但如果一氧化碳的产生量多于它的排出量，仍然可能被患者吸入体内导致中毒，甚至发生死亡。不要以为安装了风斗，房间四处漏风就可以万事无忧，要考虑一氧化碳的产生量。

4.烧开水可以防煤气中毒。民间流传的防止煤气中毒的方法有烧开水、在炉子上摆放水果皮等，这些都是无效的。最有效的煤气中毒的预防方法是，减少环境中的一氧化碳来源及加速一氧化碳的排出，这样才能把空气中的一氧化碳浓度降至安全水平。

洗澡也有可能煤气中毒

随着人们生活水平的提高，许多人搬进了楼房，冬天来临，不再担心因煤炉取暖而引起一氧化碳中毒，其实家用燃气热水器导致一氧化碳中毒的事故也是屡屡发生。家用燃气热水器燃烧时会产生氮氧化物、一氧化碳、醛类化合物、二氧化碳等，浴室通风不畅，有害气体浓度逐渐上升，随着燃烧时需要消耗大量氧气，人就会缺氧。当燃烧不充分时，便会产生更多的一氧化碳，发生中毒。

当您在洗澡时出现头晕头痛、眼花耳鸣、恶心呕吐、心慌乏力等症状时，应立即停止洗澡，关闭热水器，开门对流新鲜空气，趁神志清楚时呼救。

日常生活中，应做到以下几点

1.购买正规合格厂家生产的热水器。

2.热水器不可自行安装、拆卸、修理等。

3.洗浴时最好打开排风扇。

4.洗浴时应将门窗打开一点，留一条缝。

5.定期检修热水器。

在车里开空调睡觉很危险

汽车的空调有两种模式，其一是内循环模式。内循环模式是关闭了车内外的气流通道，不开风机就没有气流循环，开风机时吸入的气流也仅来自车内，形成车辆内部的气流循环。

车内冷气或者暖气如果只是开内循环模式，汽车内空间狭小，密闭性又特别好，导致外界的新鲜空气很难进入车内。在密闭条件下，车内的空气通过空调进行内部循环，得不到更新。密闭的车辆停止时开空调，发动机排放的尾气会聚集在车辆周围，尾气中的一氧化碳、二氧化硫等有害气体会随空调换风气流进入车内，造成车内人员中毒。

当然，有时不开空调也可能存在危险。特别是在夏天，气温高，车内温度也会随之升高，待在车子里很容易发生中暑。在这样的高温下，体温也会上升，体内水分散失的速度也会加快，就可能会引发神经器官受损，直至死亡。

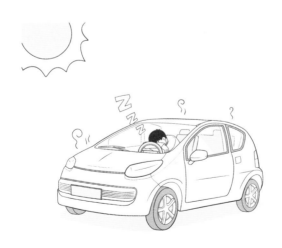

别这样开空调

1. 在车内开空调睡觉。发动机长时间处于工作状态，如果气缸内的汽油燃烧不充分会产生高浓度的一氧化碳，导致中毒，甚至死亡。

2. 内循环一开到底。长时间使用内循环，易致缺氧头晕。开空调时，最好先用外循环，温度降低后，再切至内循环，每隔一段时间切换一下内、外循环。

3. 夏天把温度调得很低。长时间吹太冷的空调容易导致颈肩痛，车内外的温度差大易导致感冒。

户外滑雪（冰）摔伤

户外滑雪（冰）是既能放松心情，又能寻求刺激的体育运动项目。近几年喜欢此项运动的年轻人越来越多，由此引发的意外伤害也逐年增加，轻者韧带拉伤，重者四肢骨折、内脏损伤、危及生命。在此项运动的旺季，医院急诊科每天都有因滑雪（冰）受伤的患者来就诊。

户外滑雪（冰）好处多多

1.改善情绪低落。有人到了冬天，就会变得忧郁、注意力分散、工作效率下降等，这种季节病被称为"冬季抑郁症"。改变情绪低落最简单有效的方法就是运动，尤其是室外运动。滑雪（冰）是比较好的选择，特别是快速滑行的时候，感觉心里卸下了很多包袱，这种轻松感是无法用语言形容的。

2.锻炼心肺功能。滑雪（冰）属于有氧运动，运动量大，能增强肺活量，只有有强大的肺活量和良好的心血管系统的支持，才能保持较长时间的滑雪（冰）运动状态，同时也使心肺功能得到提升。由于空气比较寒冷，不能大口直接呼吸，必须小口呼吸。另外，对于想减肥的人来说，也是一项不错的运动。

3.锻炼协调能力。滑雪（冰）是一项对平衡性要求极高的运动，滑雪（冰）本身就是掌握平衡的过程，在带来速度享受的同时，也锻炼了协调能力、平衡能力和柔韧性。只有充分地协调好全身的每个部位，才能做出各种动作，从而提高人的心理素质和应变能力。

4.增强身体韧性。在滑雪（冰）的过程中，要做出优美流畅的动作，就需要身体各个关节的配合，除了锻炼协调能力，对于人体几乎所有的关节也都能起到比较良好的锻炼作用，使得身体的柔韧性增强。

滑雪（冰）作为一项户外运动，已经不只是停留在运动上，而是进一步成为一种健康、时尚的生活方式，它最大的魅力在于能够体验自然，但在体验时也要注意自身的安全。

冬季到来，许多滑雪（冰）爱好者都纷纷参与滑雪（冰）运动，但因此受伤的人也是屡见不鲜。我和一个滑雪场的教练朋友聊天：

"每年滑雪的人很多吗？"

"特别多。"

"因为滑雪受伤的人呢，有多少？"

"每天有十几个吧。"

"十几个？"我听了瞬间觉得有些不可思议。

"对，十几个。有一些伤者伤情比较轻，便自行去医院就诊，而有一些伤者伤情比较重，须拨打急救电话。"

他还告诉我，其实每年雪场开始营业前都会为工作人员和教练做一些滑雪后摔伤的急救培训，他们也会对初学者培训一些滑雪的动作要领、注意事项和安全摔倒的方法，但是许多滑雪者不以为意，不把这些注意事项当回事儿，以致造成了许多悲剧。

滑雪（冰）的注意事项

1.备足御寒衣物，选择好天气进行户外运动。除了必要的雪鞋、雪板、风镜、手杖、手套外，头盔是关键，最好选择专业的服装，其具有一定的耐磨性，在摔倒的时候也可起到缓冲作用。应把手腕、脚踝处裸露的皮肤塞进手套和雪鞋内，防止冰雪进入而直接接触皮肤造成冻伤。滑雪（冰）中速度很快，戴风镜既可以减少地面上的雪（冰）带来的反光刺眼，也能保护眼睛不被飞来的雪（冰）渣所伤害。滑雪（冰）前应摘下隐形眼镜。

2.要穿鲜艳的服装。一旦发生意外，目标醒目。

3.不要单独一人外出滑雪（冰）。外出时最好告诉家人去哪个滑雪（冰）场，防止意外发生无人知晓、无人救援。

4.注意热身。滑雪（冰）场气温低，身体容易发僵，如果肌肉没有活动开，很容易造成肌肉和韧带的拉伤，可在雪（冰）场外慢跑，自觉身体发热微微出汗即可。

5.初学者应该先在平地上练习走，学会了走再学滑，要由易到难，由初级到高级，切记不可逞能。

6.要去正规的滑雪（冰）场，不可擅自滑出场地界限。

7.感觉身体要摔倒时，应顺势向侧后方倒下，不要用手撑地、不要手脚乱动、不要身体随意翻滚。

8.最好有专业人员陪同指导及保护，雪（冰）场内请勿追逐打闹。

9.滑雪（冰）是一项高消耗的运动，进行前一定要补充能量，最好吃一些巧克力等高热量食物，保持体能充沛。

10.自身原因和装备故障需要休息调整时，请您远离雪（冰）道，与其他滑雪（冰）者保持安全距离。

11.初到雪（冰）场时，应先了解其场地的大概情况，特别是地图上雪（冰）设施的分布位置和警示标志，遵守滑雪（冰）场有关安全管理的规定。

如何安全摔倒

对于初学者，当出现以下情况时，应该使用安全摔倒技术，以确保自身与他人的安全。

1.控制不了速度时。

2.马上就要摔倒时。

3.即将发生撞击时。

4.前方无法通过时。

安全摔倒技术（以滑雪为例）

1.摔倒前急剧下蹲，降低重心。

2.臀部向右后侧方坐下，臀部和大腿的一侧触及雪面，头朝上向下滑动。

3.尽可能地双脚举起、双臂外展，使雪板、雪杖离开雪面。

由于滑雪（冰）时的速度很快，当我们发生不可控制的情况或者失去平衡的时候，本能地会选择摔倒。如果选择向前摔倒可能会伤及头面部，造成面部挫伤、下肢的骨折，严重者可导致颅脑损伤。如果选择直接向后摔倒，惯力和自身体重的压力会导致上肢、腰椎和胸椎的骨折。当选择向右后侧方摔倒时，身体接触面积增大，可有效地减小损伤。

不怕摔，就怕撞，雪（冰）场中碰撞是很危险的，不是碰到人就是撞到护栏及围网上，如果看"撞车"难以避免，那就委屈一下自己，宁可摔倒也不要发生碰撞！不要挣扎，顺其自然下滑，没有停止之前，不要乱动。如果疼痛剧烈，无法自行活动，应大声呼叫滑雪（冰）场急救人员，同时提醒周围人员，避免二次损伤。

当摔倒后真的发生了损伤怎么办

- 头、面的损伤出血：压迫止血，最简单的方法——可以将滑雪时所戴的围巾折叠成块后按压住伤口。千万不要擅自往伤口上撒药或者冰雪渣等，以免增加伤口的感染概率。
- 上肢骨折：滑雪（冰）时，腕关节的骨折是最常见的，如果摔倒后出现腕关节的肿胀、疼痛、畸形等，可用两根棍子（如滑雪杖）放置在手臂内外两侧，用鞋带捆绑，防止断端移位，起到临时外固定作用，同时应该抬高患肢，促进血液的回流，可减轻伤处的肿胀和缓解疼痛。
- 胸椎、腰椎和颈椎损伤：伤后不要自行移动，应大声呼叫，救援人员一定要几个人（至少3个人）平托伤者，将其移动到平板或硬担架上，避免伤者二次受伤。
- 腹部损伤：当伤者意外伤及腹部后出现疼痛、口渴症状时，千万不要让其饮水，要迅速到医院就诊，排除腹腔内脏器的损伤。
- 昏迷：发现伤者昏迷，呼之不应，应将其摆至仰卧位，头应偏向一侧，防止因呕吐引起的误吸。

滑雪（冰）的技术要领

1.平衡。平衡是滑雪（冰）最重要的技术，平衡贯穿全过程，有了平衡，才能操纵滑雪板、滑冰鞋有效地滑行。

2.姿势正确。以滑雪为例。姿势正确是学滑雪的良好开端，开始阶段一定要在一块平坦的雪地上进行，体会预备姿势——双腿分开，与肩同宽，平衡站立，重心落在两脚的脚弓中间，均匀受力，踝部略微弯曲，膝部也要稍微弯曲，臀部向后背部要挺直，放松，双臂弯曲，手向下伸可至滑雪鞋的前尖，肘关节与腰在一个高度上。

摆好姿势后要放松，保持一会儿，然后站直，重复几次。向前或侧向走几步，向前倾，用小腿顶住滑雪鞋鞋帮内壁，再向后倾，感觉将身体的重量压在其后部，然后站直，重复几次。这时还可以做膝盖左右环绕、身体下蹲、重心移到前脚趾这些动作，适应一下穿上滑雪板的感觉。

穿上滑冰鞋、滑雪板，初步适应，能站稳、走动、下蹲，应找一块稍有一点坡度的滑道开始学习滑行，这时应注意身体的重心向前移，两鞋、两板保持平行，到停下来为止，要反复练习。

其实，只要把"功课"做足，休闲滑雪（冰）是很安全的运动项目！

冻伤的预防和治疗

冬至是二十四节气中最早确立的节气，早在公元前20世纪，人类通过观察星象和日月运行的位置，还有周围草木的生长、风雨之声从而确立了这一节气。

俗话说得好——"冬至不端饺子碗，冻掉耳朵没人管"，冬天真的会冻掉耳朵吗？冻伤又称为冻疮，是由于寒冷潮湿作用引起的人体局部或全身损伤。常发生在肢体的末梢和暴露的部位，如手、足、鼻尖、耳边、耳垂和面颊部。

冻伤预防

1.注意锻炼身体，提高皮肤对寒冷的适应力。

2.注意保暖，保护好易冻部位，如手足、耳朵等处，要注意戴好手套，穿厚袜、棉鞋等。鞋袜潮湿后，要及时更换。出门要戴耳罩，注意耳朵保暖。平时经常揉搓这些部位，以加强血液循环。

3.在洗手、洗脸时不要用碱性太强的肥皂，以免刺激皮肤。洗后，可适当搽一些润肤霜、甘油等油质护肤品，以保持皮肤的润滑。

4.经常进行抗寒锻炼，用冷水洗脸、洗手，以增强防寒能力。

5.患慢性病的人，如贫血、营养不良等，除积极治疗相应疾病外，还要增加营养、保证机体足够的热量供应，增强抵抗力。

冻伤的治疗

冻伤治疗的基本目标是迅速复温，防止进一步的冷暴露以及恢复血液循环。冻伤的早期治疗包括用衣物或用温热的手覆盖受冻的部位或其他身体表面，使之保持适当温度，以维持足够的血供。根据病人的情况，选择复温方法和复温速度，对于老年人或心脏病病人，复温应谨慎。

随着人们生活水平的提高，虽然现在城市中冻伤的患者在逐年减少，但依然每年都有冻伤病例，且悲剧常发生在醉酒后。醉酒后，人往往意识不清，会出现嗜睡的情况。冬季天寒地冻，长时间在室外停留，很可能被冻伤。所以提醒大家注意保暖的同时，也奉劝一句：开车不喝酒，喝酒不开车。

高层擦玻璃，生死一瞬间

小孩小孩你别馋，过了腊八就是年；

腊八粥，喝几天？哩哩啦啦二十三；

二十三，糖瓜黏；二十四，扫房子；

二十五，磨豆腐；二十六，炖猪肉；

二十七，宰公鸡；二十八，把面发；

二十九，蒸馒头；三十晚上闹一宿；

大年初一扭一扭。

春节前要置办年货、打扫房间，我脑海里突然闪过多年前遇到的一件事，时间也是在充满节日气氛的春节前夕，事发地点为某老式6层居民小区，人物是家中的女主人。120急救车到达现场时，事故地点已经有很多围观群众了，看到大家的表情，我觉得事情可能比我预计的还要严重。

我拿着急救箱迅速穿过人群，看到伤者后我的心震了一下，但马上镇定下来，初步判断伤者已无生命体征，心电图上显示的直线让人心痛。

"太可惜了，好突然啊，怎么也没有想到早上还一起买菜，现在却……"

作为一名急诊科医生，虽然比常人见过更多的生离死别，但医生也是人，见到这样的事情自己也会无比难过和痛心。但是无论此时内心感受如何，都要完成接下来的工作："谁是家属？"

大家的目光纷纷看向不远处的一个中年男人。这男人身穿居家服，一只脚穿着拖鞋，另一只赤脚站在冰冷的地上，呆呆地望着躺在血泊里的结发妻子。

"先生，您爱人已经去世了，请您节哀。"我心存不忍地说出了这句话，然后拿出一个一次性中单盖在了逝者的身上。接下来是登记逝者信息及让家属签字的工作，听着周围人说道："这大姐是个勤快人，爱干净，没想到把命丢在这上面了。"

春节前扫尘，是中国人素有的传统习惯。每逢春节来临，家家户户都要打扫环境、清洗各种器具、拆洗被褥窗帘、擦拭玻璃等。

急诊抢救室每到年底，都会收治几例坠落伤的患者，轻者多处骨折，重者不幸身亡。

虽然事隔多年，但这件事在我心里似乎烙上了印，现在想起来仍然会为之难过。现在的楼越盖越高，随之出现的危险也越来越多，年关将至，在您为爱巢装扮的时候，首先要确保自身的安全。不管您是老人还是年轻人，抑或是专业的家政从业者，在您擦拭高层窗户的时候一定不要站到防护网里，有的防护网看上去很结实，但是长期在室外风吹雨打，很容易被腐蚀，危险就隐藏在您迈向防护网的那一刻。

再次警醒大家，擦玻璃千万要小心。如果您是居住在高楼小区的话，建议聘请专业的保洁人员来清洗，找保洁公司是最专业也是最安全的，因为保洁公司有专门的擦玻璃工具和方法技巧，即使到外面擦也有可靠专业的保险措施。如果您没有掌握一定的擦玻璃技巧，也没有做好专业的保护措施就爬到窗外擦玻璃，是非常危险的。

醉酒非小事，并发症要注意

酒，大家都喝过；

醉，喝酒的人多数都有过；

吐，对于喝多的人那是常事！

节日里，亲朋好友聚会，饭桌上少不了推杯换盏，难免会有喝醉的朋友。

饮酒会引起一些基础疾病的严重并发症，如高血压、心脏病、糖尿病等。要相信医生的判断，配合医生的检查及治疗。对医护人员来说，对于醉酒患者要认真地做好查体，排除基础病的并发症和醉酒后的意外摔伤。

酒精中毒

1.单纯性醉酒，又称为普通醉酒，表现为多语、烦躁、易怒、面色潮红或苍白、眼部充血、心率加快、头昏、头痛、恶心、呕吐等。严重者可见昏睡状态，面色苍白、口唇青紫、皮肤湿冷、体温下降、呼吸浅表、瞳孔扩大，甚至陷入昏迷，血压下降、呼吸缓慢、心率加快，可导致死亡。

2.复杂性醉酒，指大量饮酒过程中或饮酒后，患者突然出现强烈的精神运动性兴奋和严重的意识混乱状态。容易出现暴力行为，如杀人毁物及性犯罪等。患者对周边情况仅有模糊的认识，醒酒后对自己的所作所为可能产生遗忘，俗称"断片儿"。

3.急性酒精中毒，指短时间摄入过量酒精或含酒精的饮料，语无伦次、行为粗鲁、恶心、呕吐、感觉迟钝、步态不稳等。

酒精中毒急救措施

- 如果发生呕吐，要改变患者体位，使头偏向一侧，清除口腔内容物，避免窒息；
- 如果患者是清醒的，可以用催吐的方法排出患者胃里还没有吸收的酒，适量饮糖水以促进酒精代谢，预防低血糖；
- 注射纳洛酮等解酒药物，拮抗酒精的毒副作用，应用保肝药物避免肝损伤；
- 如果神志不清，发生心跳呼吸骤停，则应保持患者呼吸道通畅，进行心肺复苏；
- 尽快到医院就诊，以免延误救治时机。

醉酒出现的意外情况

1.窒息。患者可能因呼吸抑制、呕吐物堵塞呼吸道而导致窒息。

2.诱发心脏病或者心律失常。酒精可诱发冠状动脉痉挛、恶性心律失常，从而导致心源性猝死的发生。

3.诱发脑出血。酒精可兴奋呼吸中枢，导致血压升高，并发脑血管意外、脑出血等并发症。

4.低血糖。酒精被胃液消化后，有一部分进入人的血液中，血液中的酒精含量增高会刺激人的胰腺分泌大量的胰岛素，胰岛素分泌过多会导致人体的血糖随之降低。

5.诱发胰腺炎。大量饮酒可引起血中三酰甘油升高，三酰甘油浓度大于11.29毫摩尔/升就可诱发胰腺炎。

6.吸入性肺炎。若患者误吸入呕吐物、痰液等，可能导致吸入性肺炎的发生。

7.意外摔伤。醉酒后摔伤头部可能导致颅内损伤，摔伤四肢可能导致骨折等，所以对于酒后头外伤患者医生往往要给他们查头颅的CT，就是要排除其他不易发现的损伤。

节日期间医生给您的健康指南

虽然节日门诊人多，也不要轻易挂急诊

担心节日门诊人多、看病慢、排队做检查耗时长，所以就挂急诊的小伙伴，有没有？有，当然有，而且大有人在。本来是慢性病，却要去看急诊；等到自己需要看急诊的时候却又气愤那些不是急诊的病人耽误自己的时间。

从一个急诊科医生的角度看，大量的门诊病人来挂急诊，加重了急诊科的负担，加大了医生、护士的工作压力，真正的急诊病人却不能在第一时间得到及时的诊疗。而且急诊的检查治疗都是针对急危重症的病人，有些常规检查、治疗，急诊是没有的，而门诊设立的多个专科科室，可以对病情进行更具针对性的检查及治疗。

其实这也不能怪病人，确实因为门诊人多，排队时间长，有些检查预约的时间久，所以都抱着来急诊看病快的想法。但是今天您占用的真正急症病人的资源，可能就是以后别人耽误的您的

救命时间。

春节期间，请多小"心"

熬夜看春晚，心情一高兴，团聚一激动，再喝点小酒，血压波动非常大，各种代谢出现异常，心血管疾病的风险不容忽视。一旦出现心血管病症状，马上急诊就诊，不要犹豫。

大多数冠心病发作时首先是心前区或者胸骨后疼痛，出现类似"压榨样"或窒息样的感觉，时间从一瞬间、几分钟到更长时间不等，同时发病时常见到出冷汗、脸色苍白、焦虑紧张。但也有相当一部分的心血管疾病发作时疼痛根本不明显，尤其多见于糖尿病患者、老年人，因此这时就更要注意发现那些冠心病急性发作的不典型症状，这就包括了胸闷、气短、头晕、头痛、恶心，甚至呕吐等。有时候心绞痛的位置并不是那么典型，也可见于左肩、左臂或左手小指发麻、疼痛，左臂还会感觉发沉，或者牙痛、咽痛、有锁喉感，有时还会见到胃痛、脐周疼痛，其实也是心绞痛的表现。

这么多不典型的症状，如果忽视了，或者误会为胃病、咽炎、蛀牙等，可就耽误了大事情！

出现心脏不舒服，或者出现突发胸痛时切记不可用力活动，应该：

1.保持一个平静的状态，不动不用力。

2.拨打120。

选择安静场所休息，坐着、靠着或躺着；排除情绪激动或劳动等诱发发作的因素，消除病人心理的恐慌感和焦虑感；不要随意搬动病人，减少心肌耗氧量。若是出现呼吸困难、无法平卧的病人，帮助他选取半卧位或坐位，可以帮助病人通畅呼吸；如发生血压下降或休克，应取平卧位，保持患者处在舒适体位、做好保暖，这样可以缓解患者的不适感。

另外，春节期间切勿暴饮暴食；切勿过量饮酒；切勿过度油腻；荤素搭配；少食生冷；饮食节制、有规律！

烟、酒、熬夜的危害

参与聚会或家庭聚餐致酒精中毒，即有机会赢得急诊抢救室一日游，喝得多将有机会尊享急诊病房甚至ICU七日游豪华套餐！喝得越多，优惠越多！更有住院新春大礼包，含120专车接送、全身体检、身上多条管道与外界相通交融、时尚病号服一套、食宿一条龙服务、精致擦身拍背护理呢。

以上是玩笑话。切记酒是穿肠毒药，烟是刮骨钢刀，熬夜是惹祸根苗！

如果在吃药时喝酒，对我们的生命会有更大的危险：

· 头孢类＋酒＝毒药；

· 感冒药＋酒＝肝衰竭；

· 安眠药＋酒＝一条人命；

· 降压药＋酒＝低血压、休克；

- 降糖药＋酒＝低血糖、休克；

- 抗癫痫药＋酒＝药物失效；

- 抗过敏药＋酒＝嗜睡、昏迷；

- 肠胃炎药＋酒＝更易醉酒；

- 抗心绞痛药＋酒＝头痛、休克；

- 解热镇痛药＋酒＝消化道出血。

饮酒后出现任何不良反应马上到医院就诊，醉酒者平卧时发生呕吐，头应偏向一侧，防止误吸。

如果说适量饮酒有助于增进感情、缓解压力，那么吸烟就是完全的伤害，伤害自己的身体，危害他人的健康。温馨提示：天干物燥，小心烟火，防止火灾。

熬夜往往有以下危害：皮肤受损；记忆力下降；心脏病风险高；胃肠危机；肝脏受损；降低抵抗力；增加患癌风险。

做饭切菜温馨提示：专心致志；防止切手；防止烫伤；异物入眼，必要时，医院就诊！

异物卡喉，注意：鱼刺卡喉禁用"海姆立克急救法"！因为鱼刺卡的是食管，并不是气管！对于无意识的患者，直接进行"心肺复苏"。

行车安全：切勿酒驾；切勿超速；切勿开斗气车；切勿疲劳驾驶；外出前检查车况；合理使用远近光灯；不要在车内放置贵重物品；锁好车门关好车窗。

宝宝危急时刻，父母怎么办

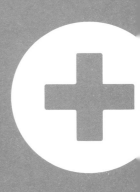

预防婴儿窒息

前段时间，有一个让人特别痛心的新闻，一位母亲让3个月大的孩子练习睡眠，结果窒息导致孩子死亡。且不说这位母亲的做法是否存在问题，我从来没有听说过有训练孩子睡眠的课程。

"三抬（头）四翻（身）六会坐，七滚八爬周会走"，孩子有自己的生长周期，我们不要刻意强制他去做什么练习。孩子，特别是婴儿，要睡硬一些的床，不能睡太软的床，不要放一些毛绒玩具在身边。孩子不能趴着睡觉，要平躺着睡。这些都是防止窒息的方法。

另外，建议孩子不要跟父母同床睡。有个案例，大连的陈先生回家之后睡觉，第二天醒来，发现3个月大的宝宝在自己身边已经没有了呼吸，面色青紫，口鼻出血，赶紧抱着去医院，但是抢救无效，孩子还是死亡了。原因就是孩子的爸爸太疲惫，睡觉翻身压到孩子，导致孩子窒息死亡。我并不是想责备这位父亲，我知道他已经很心痛、很自责了。我是想提醒所有的家长朋友，尤其是男性朋友出去喝酒，回家后不要和小朋友一起睡觉。也提醒孩子妈妈，发现孩子爸爸喝酒了，不要让他跟孩子睡觉，让他去沙发或者去别的屋睡，避免悲剧发生。

还有一种导致婴儿死亡的病，叫婴儿猝死综合征（简称SIDS：Sudden Infant Death Syndrome），这个综合征到现在为止医生也没有了解得特别清楚，但确实有些预防的方法。以下内容来自梅奥诊所[1]：

1.睡觉的时候让孩子平躺。

2.使用硬质床垫，并避免使用蓬松的垫子和毛毯。

3.婴儿睡觉时摇篮中不要有毛绒玩具，建议使用安慰奶嘴。

4.不要蒙住孩子的头，不要让孩子太热。

5.和孩子在同一房间内，孩子与监护人分床睡。

6.母乳喂养到至少6个月有利于预防婴儿猝死综合征的发生。

7.预防接种不但可以抵御传染病的发生，也可以预防婴儿猝死综合征的发生。

---

[1] 梅奥诊所：梅奥医学中心，于1863年在美国明尼苏达州罗切斯特成立。

儿童异物吞食

　　春节期间，大家酒足饭饱后会坐在沙发上喝茶聊天，茶几上必不可少地放着一盘盘小零食：花生、瓜子、果冻、糖果等。但是您也许没有注意这些东西可能会要命，特别是对5岁以下的孩子而言。孩子可能会抓着一把开心果、大杏仁、果冻，边玩边吃。大约三分之一的孩子都被这些东西噎到过，只是父母不知道而已。

　　小一些的坚果在孩子未嚼碎的情况下吞下卡喉时，可能会侥幸随着孩子的一口唾沫滑到胃里（并不是卡在气管里），大一些的坚果可能刚到喉咙的时候，因为吞咽困难而刺激孩子发生反射性呕吐，从口腔吐出。但是当一些不大不小的坚果被误吸入气管或卡在了喉咙压迫了气管，造成孩子呼吸困难、口唇青紫、缺氧时，短短几分钟就会要了孩子的命。而且不仅是孩子，成年人特别是老年人，类似的事故也是频频发生。

　　婴幼儿因为吞咽功能不完善，老人因为牙齿的脱落都易导致异物卡喉。在孩子进食时，避免其大笑和哭闹，防止食物进入气管导致梗阻窒息。

类似这样十分令人痛心的事情不胜枚举：

· 一名刚满1岁的幼儿，误将手中的固体食品吞下，造成气道梗阻引起窒息，短短几分钟，幼小的生命便逝去。

· 商场店员好心给6岁男孩吃面包，孩子吞下1分钟不到就出事了，最后不幸身亡。

· 7个月大的孩子因为一颗葡萄身亡。

· 妈妈给1岁的孩子喂辅食，有胡萝卜粒、玉米粒，孩子咳嗽了一声，脸色有点紫，表情很难受的样子，尽管用了呼吸机，用了许多药物，但是孩子心跳越来越弱，最后成了一条直线。

· 6岁男童吃花生窒息死亡。

孩子吃了坚果，如花生、瓜子等小而硬的食物，或者玩小件玩具、物品后出现呛咳、憋气、面部青紫时，我们就要高度警惕了，要仔细听孩子呼吸音是否变粗，有没有喘鸣。有的孩子误吞异物时我们不在身边未能及时发现，或者异物较小，呛入时可能没有明显的症状，这种情况虽然当时没有明显的表现，但是孩子不久就可能出现顽固性咳嗽、发热、黏痰等症状，经过药物治疗反复不见好转的，就要怀疑气道异物的可能！

异物卡喉指的是异物卡到了气管，气管是我们用来呼吸的通道，如果气管被完全卡死了，我们便无法呼吸，窒息会导致死亡。

异物卡喉时的正确处理方式

惨剧谁都不愿看到，但每天都在上演。如何及时发现孩子气道内有异物变得十分重要！被噎住之后的4分钟内，是抢救的黄金时间。脑循环缺氧只要超过几分钟，就可能造成脑神经系统的永久性伤害。幸运的话会抢救过来，而抢救不及时，可能会出现脑瘫、植物人，甚至是死亡。现实情况是，当噎食窒息发生时，专业急救人员基本很难在几分钟内赶到现场。这时，第一时间要做的就是使用"海姆立克急救法"，挽救宝贵的生命。

注意，如果可以呼吸、哭泣、说话或仍能咳嗽，则不应该实施"海姆立克急救法"（比如鱼刺卡喉，能呼吸、能说话，这种情况不需要使用）。

我们每个人都应掌握"海姆立克急救法"，关键时刻能救命，甚至是挽救生命最后的机会！

1岁以上儿童及成人，采用海姆立克急救法

1.跪在其背后，双手放其上腹部（肚脐以上两横指），一只手握拳，另一只手包住拳头。

2.双臂用力收紧，快速往后上方冲击。

3.持续几次挤按，直到气管阻塞解除或失去反应（若失去反应，则采用"心肺复苏法"）。

1岁以下的婴儿，应采用背部拍击和胸部冲击相结合的方式

1.拍击背部5次，胸部正中与乳头连线下缘按压冲击5次，交替进行。

2.直到异物排出或失去反应（若失去反应，则采用"心肺复苏法"）。

气道梗阻、失去反应的儿童，采用"心肺复苏法"

将孩子平放在地板上，实施心肺复苏的急救。

如身边有其他人，其中一人立即拨打急救电话，另一人立即实施急救：

1.儿童心肺复苏胸外按压的部位为胸骨下段，两乳头连线正中心，男女相同，胸外按压速率是100～120次/分钟，进行30次按压。

2.开放气道（压额头、抬下巴）。

3.及时检查口腔是否有异物排出，有的话，小心移除。

4.没有异物的话，则人工呼吸2次。

如此反复，尽可能避免胸外按压中断。

若以上方法都没有成功，可以选择儿童气管镜或者儿童胃镜来取出异物。

内窥镜是最直观也最有效的办法，是临床上应对儿童吞食异物的常用方法。内窥镜下有很多取异物的工具，比如网兜。网兜可以在视线直视下很好地抓取异物。当然可能需要麻醉师的配合，但也请家长们放心，这是非常安全有效的办法，而且能够在短时间内解决问题。

这时，如身边没有其他人，则在做完5组"心肺复苏"后，自己拨打电话，之后继续胸外按压与人工呼吸，按30∶2的比例，如此反复，等待急救人员的到达。

其中，儿童胸外按压深度是5厘米，成人胸外按压深度至少5厘米，不超过6厘米，1岁以内婴儿按压深度大约4厘米。1岁以内婴儿，双指按压；1岁以上儿童，单手或双手按压。

错误方式救治宝宝后果更严重

一旦宝宝发生异物卡喉，不能用吞咽的方式。因为异物更容易从食管的第一个狭窄处深入第二个狭窄处，危险更大。发生任何异物卡在喉咙时，我们要想到的第一处理方法永远是如何拿出来，而不是咽下去。

容易卡住的东西

生活中一些易引起异物卡喉的东西：

1.各类果冻：果冻有张力容易变形，很容易被吸入气道。

2.麻花、糖果：不好咬的食物，容易噎住喉咙。

3.鱿鱼丝：纤维过长、咬感过硬的零食，不适合孩子吃。

4.花生酱：黏稠度过高，不适合孩子吞食。

5.坚果类：体积小，小孩可能来不及咀嚼就吞食下咽。

6.小巧水果：小巧球形，里面带核的水果不适合孩子吃，如龙眼、葡萄、樱桃等。

7.多纤维蔬菜：纤维多且不易嚼烂，如芹菜、豆芽。

8.大肉块：大的肉块孩子无法嚼烂，强行吞入很容易噎到。

9.长面：太长的面条容易被孩子以吸食的方式食用，容易噎到。

10.多刺的鱼：给孩子食用鱼，应选择刺较少的鱼类烹煮。

避免异物吞食的几点建议

1.孩子少吃瓜子、花生、豆类等食品。孩子吃饭时，不要逗孩子嬉笑、说话，避免哭闹，防止异物进入气管。

2.建议儿童玩具生产厂家，将小零件做固定处理，以避免发生

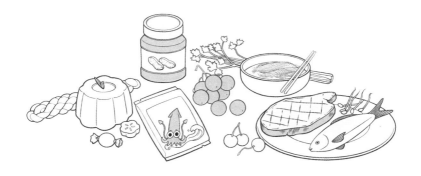

容易卡喉的食物

儿童异物吞食的情况。

预防：避免孩子在吃东西时边跑边闹；出现突然无法呼吸、说话无声，应立刻施行"海姆立克急救法"！

3.一旦呛咳，家长可将婴幼儿头朝下，臀部朝上，用力拍背，并尽快送到医院。不能用手抠，更不能喂水，否则，黏稠的食物会发胀，堵住喉咙，更危险。误吸异物不同，急救办法也不一样。

儿童头皮裂伤，能不能拍CT

那天休息，我接到了一个朋友的电话。

"儿子摔到头了，磕了个大口子，直流血，你们医院能看吗？"他是我的一个好兄弟，出于工作原因搬家到了另一个区，距离我这里大概40分钟的车程，他家附近就有一家三级医院，为什么要跑过来找我呢？

不一会儿，他抱着孩子赶来了。

"怎么弄的？"

"自己玩，磕了一下子，后脑勺有个口子。"毕竟是个大老爷们儿，随意一说，但我能感觉到他很着急。

孩子3岁，睡着了，头上的伤口做了初步包扎止血，轻轻地拨开纱布，看到伤口大约3厘米，伤到了皮下，需要缝合处理。

"你家边儿上不就有好几个医院吗，怎么跑这么远来我这儿了呢？"我把伤口用纱布压住，问道。

"唉，别提了，去了两家医院都说弄不了，最后让我去儿童医院，儿童医院太远了，急诊的人肯定特别多，我寻思着还不如来找你呢。"哥们儿无奈地回答着，"对了，那边的医生说还需要拍个头的CT，你看用吗？"

"用。"我回答得很肯定，"正好孩子睡着了，我赶紧给你开个单子去照吧。"

片子出来了，头颅CT未见明显颅内损伤。接下来就需要为孩子缝合伤口了。孩子的外伤缝合是一件令所有医生都头疼的事情，并不是缝合的技术问题，而是孩子乱动不能配合。

"就一个要求，照我说的按住孩子，别让他动，这会儿就别心疼孩子了。"

"嗯，听你的听你的。"

经常有家长或者朋友问我：孩子伤到头了需不需要拍CT？

现在经济条件好了，大家不会把钱放在首位了，孩子受伤了需要照片子的时候，大家考虑到的是辐射，射线对孩子的健康会不会有影响，这个问题大家很关心。

经常会有，不，应该说是每个孩子的家长都会问："我孩子这么小，还不到1岁，就是在沙发上玩耍的时候不小心掉到地上磕了下头，这也需要照个头的CT吗？射线会对孩子有什么不良的影响吗？会不会影响智力？会不会影响发育？会不会……医生您看看，您摸摸有没有事？"

家长们太高估医生了，我们也是肉眼凡胎，我们哪能透过骨头看到里面的脑组织有没有受到损伤？医生光凭症状是不敢妄下诊断的。照CT是有辐射，但是我建议孩子照一个，偶尔一两次问题不大，不会对孩子的健康造成明显的损害，但是如果不照，颅内有损伤、有出血的话，随着病情的发展和变化，没有及时发现及治疗会造成严重的后果，那时候您会后悔为什么当初没有照一个CT。

其实有时候照CT的关键还是取决于孩子。做CT的时候需要静止不动，可孩子小，往往因为害怕不能配合，家长也不能用手按住孩子的头部，因为这样会导致家长的手骨一同显影，影响对孩子颅内情况的阅片。这时候家长只能把孩子安抚好、哄睡着后才可以。

如果孩子实在不配合检查，应观察孩子有无呕吐、不愿玩耍、表情呆滞、淡漠、嗜睡等症状。如果孩子是简单的表皮划伤可以不照CT，但是如果孩子是摔伤、砸伤、撞伤等情况，根据受伤机制还是需要拍头部CT的。

颅脑损伤致使颅内高压的三个表现：剧烈头疼、喷射性呕吐、视乳头水肿。患儿在摔伤后没有出现症状，但是经过头部CT检查却发现有少量的颅内出血的情况，可不少见。

还有的家长看到孩子的头摔了后起了个"包"，就害怕得要命。其实这个"包"就是摔伤后细小血管的破裂出血，是在头皮部位，即头皮血肿。不用担心，几天内就会自行消退的，但是不可热敷，不可按揉。

医生在为患儿缝合时有什么技巧？

首先，向家长做好解释工作，得到家长的认同和配合，安抚患儿减轻其恐惧心理。

其次，在缝合室里准备好缝合用品和器材后再让孩子进入。很多患儿在进入缝合室后，因为刺眼的灯光或者消毒水的气味会更加恐惧，哭闹不止，加大缝合难度。把所有用品准备齐全后，迅速为患儿处理伤口，缩短患儿恐惧的时间，同时要轻拿轻放缝合所用的金属器材，孩子听到这些金属撞击声音后会加重其恐惧的心理。

最后，缝合时动作要轻柔，如果孩子已经懂事，可以多给予一些夸奖、表扬，鼓励孩子，帮助孩子克服恐惧心理。如果是头皮的缝合，缝线不应过紧，过紧会导致伤口处以后不长头发，影响美观。

石膏固定后应注意的事项

1.观察末端的血运情况、感觉及运动情况。如出现剧痛、胀痛、麻木、肢端皮肤温度过低或指（趾）颜色发暗等情况，表明石膏缠绕过紧产生了压迫症状，应及时就医，需将石膏松解或拆除。

2.石膏固定后，要抬高患肢，有利于血液循环，便于消肿。

3.未固定的关节，如手指或者足趾应加强功能锻炼（屈、伸等活动）。

4.注意保护外固定的石膏，禁忌用患肢提物、用力等，勿将下肢固定的石膏当"鞋"穿，致其折断、变形而不能起到固定的作用。

5.当周围环境温度过低时，要加强石膏绷带部位的保暖，防止因受冷致使患肢远端发生肿胀。过热时，保持凉爽，防止过多地出汗。

6.石膏固定的患肢消肿后，石膏会出现松动，应及时复诊加固石膏。

7.老年人下肢石膏固定后，应加强功能锻炼，鼓励床上活动，协助翻身、拍背，防止褥疮、肺部感染和血栓的形成。

8.注意卫生、保持清洁。

9.出现瘙痒，不可自行拆除石膏进行抓挠。

10.有伤口的患者发现石膏被血或渗出液浸透应及时就医。

11.按时复查，不适随诊。

孩子发烧，莫让小病成大患

遇到昼夜温差增大的情况，如果不注意，很容易患上感冒，引起发烧。特别是对于小孩子发烧后是穿衣服还是脱衣服，长辈经常会告诉我们：感冒发烧了要多穿衣服——"捂汗"，不要着凉，不要吹风，汗出了，烧就退了，病也自然就好了。这是个老观念，我们应该适时地改一改了。

发烧三个阶段

1.体温上升期：在体温上升期时我们会觉得冷，甚至打寒战。这是体温调节中枢对我们身体所发出的指令。这个时候应该保暖，应该多穿、多盖，避免再次着凉。

2.体温高峰期：当体温达到了高峰期时，我们其实就不会再觉得冷了。这时应该适当地减些衣服，同时可以用温毛巾擦拭腋下、颈下、前胸及后背，进行物理降温，一定不能用酒精去擦拭。如果这个时候还是一直捂着，就会导致身体高热不退，这也是小儿发生高热惊厥的常见原因。

3.体温下降期：这个时候会大量出汗，严重者可致脱水，所以需要注意多饮水。

所以发烧的时候应该是：冷了穿，热了脱。发热不是病，只是症状。优先使用口服退热药，不推荐两种退热药交替使用。

激素退热，百害而无一利！退热贴效果不明显，也不推荐灌肠退热。

不适合儿童的退热药，有尼美舒利、安乃近、阿司匹林、氨基比林等西药，小柴胡等中药。3个月以下的幼儿建议采用物理降温。

发烧的时候能否运动

有人认为：轻伤不该下火线。感冒发烧时运动运动，出一身大汗，病就好了。其实，这种认识是不对的。人在发烧时，不能进行运动，特别是不能进行剧烈运动。这是因为，发烧时，人体内热量增加，而剧烈运动会加速肌肉组织的分解代谢，产热也随之增加。也就是说，人在发烧时进行运动，就是热上加热，等于"火上浇油"。

发烧时可以泡澡，洗澡水要略高于体温，但不能泡太久，同时注意室温、注意保暖。感冒发烧期间饮食一定要清淡，建议多吃含维生素的蔬菜和稀粥，同时需要多喝水。

发热时，体温增高，常有口渴喜冷饮的症状，特别喜欢吃西瓜、冰激凌等冷饮食品。但食这类冷饮后，胃会急速紧缩，容易致使消化不良、食欲不振、不吃主食，导致营养不良的病症。所以，发烧时不宜吃凉饮冷食。

灌肠退烧，危险

所谓"灌肠退烧"，就是把药物通过导管从肛门注入到肠管内，以此来达到降温的目的。我们不推荐插管灌药，主要是因为副作用多：

1.宝宝的肠壁薄弱，有穿孔、出血风险。

2.药物成分复杂，剂量五花八门，容易造成肝肾功能损伤。

3.没有皮试环节，会增加过敏风险。

所以，如果药品说明书中没有写明可以直肠给药，同时还有其他退烧方式替换，就不要轻易对宝宝进行灌肠退烧，各大正规医院也不推荐！

孩子发烧时，有些食物不建议吃

孩子发烧时，有些食物不建议吃。比如橘子，发烧时吃会导致"上火"，加重发热。但橘络，就是橘子瓣外面那一层白白的、发苦的东西，它是可以吃的。第二个不能吃的是鱼肉，以带鱼为主，带鱼会导致血管通透性增加，从而使腺体分泌旺盛，会加重病情的。

退热贴骗了多少父母

当我说出退热贴不好的时候，会有很多商家出来骂我、抨击我，但我还是要让大家知道这个真相。在任何文献，包括我国和国外的医学文献里，没有一个说退热贴可以给孩子降温、可以防止孩子被烧坏的。家长们总觉得孩子一发烧贴个退热贴，可以降温。

其实退热贴只有一个作用，就是贴在孩子脑门上告诉大家，我们家孩子发烧了，别的作用没有。很多孩子贴退热贴，脑门贴红了，贴得发痒起疹子，出现了过敏反应体温却根本降不下来。所以退热贴并不会起到降温的作用，也不会起到退烧的作用。

我们可以在孩子发烧时用温水帮其擦前胸后背，擦一擦脑门，擦一下身体——不能用酒精，这能起到降温作用，退热贴是没有这个作用的。

小儿高热惊厥及其防治

　　热性惊厥又称高热惊厥，是小儿最常见的惊厥之一，绝大多数愈后良好，发病年龄6～36个月较多见，一般到6岁后因大脑发育完善而减少。一般情况下，惊厥在2～5分钟内缓解。如果惊厥没有缓解呈持续状态（惊厥超过5分钟，甚至达到30分钟以上，意识不清），急送就近医院立即抢救。

　　一般在发烧38℃以上时多见。儿童的大脑在这段时间各方面都处于快速发育期，兴奋与抑制系统的平衡处于不稳定状态，加之"捂汗"导致热量无法散出，容易发生高热惊厥。

　　有一个案例。大年三十，2岁孩子发热抽搐，家里人为了促醒，听偏方的居然往孩子嘴里灌了半杯滚开水，是开水！后果可想而知：孩子的口腔严重烫伤，嘴唇肿得很大，关键是喉头水肿呼吸困难，呼吸衰竭、心跳微弱……还不能气管插管，声带全水肿了，一插管就损伤黏膜血直冒！看着孩子我都心疼。

　　还有个案例，2岁的平平发烧后出现惊厥现象——脸和嘴唇发青、双眼上翻，手脚还一阵阵地抽动，喉咙发出呼噜呼噜的声响。一旁的爸爸以为是有什么东西堵住了孩子的喉咙，就把手伸进平平的嘴里抠。几分钟后，爸爸发现孩子一动不动，赶紧往医院送。遗憾的是，送到医院时，孩子的呼吸、心跳均已停止。经过极力抢救，孩子终告不治。

造成这起悲剧的原因竟然是孩子爸爸用手抠喉咙。这种做法是非常错误的：

1.手指有可能堵住孩子的气道，造成窒息。

2.抠喉时造成孩子喉头水肿，发生窒息。

3.抽搐时膈肌（呼吸肌）也会痉挛，降低心率，而手指压迫喉头造成迷走神经的兴奋，也会引起心率下降导致呼吸停止。

这样的悲剧已经不止一次出现，是因为大家存有误区：

怕孩子抽搐时咬舌。

因为抽搐发作，欲防止咬舌，用钥匙撬崩了孩子的牙。

因为抽搐发作，欲防止咬舌，家长用勺子捅破了孩子的喉咙，血块堵塞气管，窒息死亡。

因为抽搐发作，欲防止咬舌，妈妈把口红塞进孩子嘴里，孩子咬碎了口红，扎破了气管。

因为抽搐发作，欲防止咬舌，爸爸把打火机塞进孩子嘴里……

因为抽搐发作，欲防止咬舌，塞手机的、塞鞋的、塞卫生巾的、塞手套的、塞药丸的、掐人中的、用牙签放血的，甚至做心肺复苏、胸外按压的……导致了一起又一起悲剧的发生。

其实孩子在抽搐的时候全身的肌肉都在收缩，舌肌出于自我保护也会自动回缩，所以孩子不会因为抽搐而咬舌。

孩子高热惊厥时的正确处理

- 保持镇静，脱去孩子穿裹的厚衣物；
- 将孩子头偏向一侧，及时清理口腔分泌物和呕吐物，保持呼吸道通畅；
- 用温水擦拭孩子的前胸、后背、腋下、大腿根部；
- 禁止给孩子喂水或进食任何食物及药物，以免出现吸入性肺炎或呛咳引起窒息；
- 不强行按压孩子抽搐的四肢，避免骨折或其他伤害；
- 记录惊厥发作时间、发作形式，在就医时给医生提供准确的信息；
- 惊厥时间超过5分钟，要尽快就近送医。

如何预防儿童高热惊厥

1.少穿衣服，给孩子散热。传统的观念就是孩子一发热，就用衣服和被子把小孩裹得严严实实的，把汗"逼"出来，其实这是不对的。小孩在发热时，会出现发抖的症状，父母会以为孩子发冷，其实这是他们体温上升导致的寒战。

2.帮孩子物理降温。用温湿毛巾擦拭孩子的头、腋下、四肢，洗个温水澡，多擦洗皮肤，促进散热。不可用酒精擦拭。

3.补充充足的水分。防止脱水。

孩子烫伤后如何急救

天气渐冷，急诊夜班来了一个2岁的孩子，孩子的妈妈用暖水袋焐被窝时，因为没有拧紧皮塞导致开水流出烫伤了孩子的小腿。孩子疼得一直哭，孩子的妈妈在旁边反复地说道："烫伤后我立刻就把牙膏挤在了上面，挤了牙膏后孩子的疼痛才减轻点。"

暴露出孩子烫伤的创面，一大片牙膏全部糊在了伤口上，根本看不到创面的情况，而且因为时间长，牙膏与烫伤创面已经黏在了一起。在换药室，我反复地冲洗着创面，慢慢地尝试着擦掉黏在伤口上的牙膏。虽然我已经多次冲洗而且剔除残留牙膏时动作也很轻柔，但是孩子依旧很疼，哭喊得更厉害了。

经过将近20分钟的清洗，终于把牙膏去除了，然后消毒、上药、包扎只用了不到5分钟。那20分钟完全是在补救家长的错误做法。

在平时的急救培训中，我问大家："烫伤后怎么办？"回答最多的就是抹牙膏。这样的做法是错误的，牙膏里面可能含有少量薄荷成分，家长误认为涂抹牙膏后对于烫伤引起的"热疼痛"会有缓解的作用。

烫伤的疼痛主要是烧灼痛，用凉水冲才是最好的缓解疼痛的方法。凉水冲可以减轻疼痛，减少水疱的出现。抹牙膏后，牙膏盖住创面不利于热气的发散，而且影响医生对烫伤创面的分度判断，加大了清创难度，增加了伤者的疼痛。

烫伤后的急救

- 冲：用流动的冷水冲洗伤口，时间20～30分钟。冲洗时注意水流缓慢，最好让水流经过正常皮肤后再流到烫伤创面，不宜直接冲洗烫伤创面；
- 脱：反复冲洗后，轻轻脱掉或剪掉烫伤处的衣服，不可暴力，防止创面皮肤被撕扯；
- 泡：如果是四肢处的烫伤，可将创面再次泡在冷水中降温，缓解疼痛，减少水疱的出现；
- 盖：用干净的毛巾或者毯子盖住烫伤创面；
- 送：根据伤情自行或拨打120送至医院。

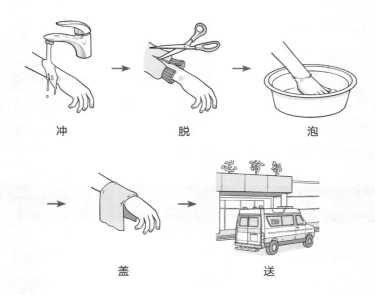

冲　　　　　　　脱　　　　　　　泡

盖　　　　　　　送

烫伤注意事项

　　1.烫伤后，不可自行在创面处涂抹牙膏、香油、酱油、面粉、药面等。

　　2.脱掉创面衣服时一定要动作轻柔，防止对皮肤的撕扯，避免二次损伤。

　　3.创面水疱不要自行挑破，创面残留皮肤不可自行撕掉。

小儿桡骨头脱位

在骨科诊室里经常会看到一个妈妈抱着孩子，后面跟着爸爸、爷爷、奶奶、姥姥、姥爷，甚至七大姑八大姨风风火火地来看病，大喊："大夫大夫，赶紧给我家孩子看看，就拉了孩子一下，孩子胳膊就抬不起来了……"这个时候孩子有可能是骨头脱位了，不要着急、不要慌，这种儿童意外伤害在急诊骨科一天可以见到四五例。

桡骨是哪根骨头？

前臂有两根骨头，桡骨和尺骨，掌心向上，内尺外桡，就是小指这边为尺骨，大拇指这侧为桡骨。桡骨小头半脱位，是在小儿骨科甚至骨科中最常见的一种脱位，好发于5岁以下的小儿。

不满5岁的小儿，其桡骨尚未发育好。桡骨颈部的环状韧带只是一层薄弱的纤维膜，一旦小儿的前臂被提拉，桡骨头会向远端滑移，恢复原位时，环状软骨的上半部来不及退缩，卡压在肱桡关节内，称之为桡骨小头半脱位。随着小儿逐渐长大，不再发生脱位现象。

　　为什么会脱位呢？通常是年轻的父母搀着小儿上街，小儿的上肢上举，父母的上肢下垂，遇有台阶时，父母突然提起小儿之手，帮助小儿走过台阶，此时立刻出现症状。或用强制手段为小儿穿上外衣，粗暴的牵拉也会使小儿桡骨小头半脱位。脱位后小儿的表现为：哭闹，不肯用该手取物和活动肘部。

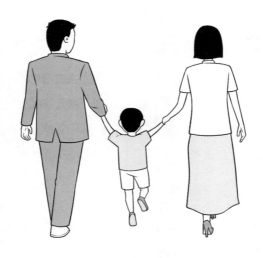

　　遇到这种情况，请家长不要着急、不要慌张，不可自行盲目复位。可就近就医，医生在了解孩子的受伤机制后会很快地为孩子实施手法复位。手法复位一般不会很困难（也有个别很难复位成功的例子），在复位的时候孩子会哭闹，请您不要因为心疼孩子而责怪医生。复位成功后，家长不可再暴力牵拉，以免再发。

肘关节脱臼

孩子有一种很常见的脱臼现象。因为6岁前，孩子的肘关节是尚未发育完善，它没有完全包住肘关节，当我们去牵拉的时候，会引起孩子肘关节的脱臼。

如果脱臼了，孩子的表现会是一侧的胳膊抬不起来。如果往上抬，孩子会啼哭大闹，这个时候建议大家去医院，医生会给进行简单的复位，不建议家长自己进行。各位家长朋友一定要小心牵拉孩子，防止其脱臼。孩子在6岁以后骨骼发育完善了，便很少会出现这种情况。希望大家可以了解到这种脱位的发生机制。

如何预防诺如病毒

一个人一生中能多次感染诺如病毒。诺如病毒基因型较多，容易变异，同一时期可能存在不同毒株的流行，同时感染后的抗体难以形成长期的保护作用。对于已入园或上学的孩子，家长们注意要这么做：

1.要教育孩子养成饭前便后用香皂认真洗手的好习惯，同时加强体育锻炼，均衡饮食，提高身体抵抗力。

2.提醒孩子，班级内如有同学呕吐，一定要在老师的指导下离开现场，减少感染诺如病毒的可能。

3.如果孩子已被感染，请您务必配合学校和医疗卫生部门，将孩子的便样送到指定地点进行病原学检测，同时让孩子在家休息至症状完全消失后72小时再复课。

4.如果孩子在病原学检测中，粪便或肛拭子发现已感染诺如病毒，即使没有表现出急性胃肠炎的症状，也请您配合学校，让孩子在家休息72小时后再复课。

5.建议家长主动学习并掌握诺如病毒污染物的消毒方法，避免家里其他人也被感染。

6.孩子患病后不要过于担心，诺如病毒急性胃肠炎一般以轻症为主，最常见的症状是腹泻和呕吐。您需要做的是让孩子充分休息，清淡饮食，避免高油高脂和辛辣食物。如吐泻症状严重，应就医治疗，可遵医嘱给孩子配制口服补液盐服用。

正确应对儿童过敏

五一节假期间，城里的一对年轻父母带着5岁的女儿朵朵回姥姥家，姥姥家住在农村。

这个季节正是鲜花盛开的时候，花丛中也少不了勤劳的小蜜蜂。小女孩都喜欢鲜花，一朵一朵地采摘着，她想摘一捧五颜六色的鲜花送给妈妈，但是不小心被一只蜜蜂蜇到了手，小女孩疼得哭喊，叫着妈妈。一家人看着小宝贝疼得一直哭都很着急，最后还是姥爷有办法，拿出牙膏涂在了蜇伤处。似乎有了些效果，小女孩不哭了。

一家人看朵朵不怎么哭了，才放下心来，各自去干别的事情，朵朵自己继续玩着刚刚摘来的花朵……过了20分钟，朵朵的妈妈切好了一盘水果端去给朵朵吃，随着盘子清脆的摔碎声和妈妈的尖叫，一家人都冲进了屋子，躺在地上的朵朵不停地抽搐、呕吐，眼皮肿得根本睁不开，小脸通红，身上是密密麻麻的红色疹子。

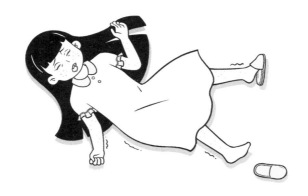

　　一家人真的慌了，抱起朵朵冲出了家门。

　　然而，一家人并没有选择只有3分钟路程的社区医院，他们可能觉得社区医院的医疗条件有限，而选择了30分钟路程的当地大医院。

　　那天我值班，孩子到的时候早已经没有了呼吸和心跳，我们努力地抢救，努力地想把孩子从死神手里夺回来，盼着奇迹的出现，但是最终没有奇迹。

　　如果当时抱着孩子去3分钟就能到的社区医院治疗，朵朵有九成活下来的可能。他们错了，他们耽误了孩子最佳的抢救时间。因为医生知道出现全身过敏反应的凶险，明白应该及时就近就医的原则。

　　普通人有错误认知，认为任何疾病都需要去大医院治疗才好，而忽略了身边的社区医院，从而延误了抢救的黄金时间，导致不可挽回的悲剧。

药物、食物、花粉等因为人的个体差异都有可能致敏，出现过敏反应：心慌憋气、全身乏力、眼前黑蒙、大小便失禁、全身大片皮疹等，都应该及时就近就诊。

抢救就是要争分夺秒，万不可因为错误的执念而延误抢救的黄金时间，突发疾病和意外创伤，就近就医先行处理。现在社区医院的医疗配置和技术水平是适应于一些急症治疗的，可以避免很多潜在的风险。

比如，外伤致断指，是需要去专业的医院尽快进行手术接指的，但是先就诊看病是很有必要的，社区医院能为断指做妥善的收纳，维持其血管、神经、肌腱的"活性"，同时帮患者包扎止血，为下一步转院后手术治疗打下好的基础。

比如，疑似心梗的患者，通常社区医院会给予心电图检查，确诊心梗后会给患者吸氧、心电监护、开放静脉通道，同时给予必要和正确的药物治疗后呼叫120转送至上级医院，力争把风险降到最低。

比如，中毒。在农村，很多人家里都储备有农药给自家庄稼或果树除害虫，但是小孩好奇心强，容易误服。另外，老人的基础病多，家里的药也多，可能会出现吃错药和吃的量过大等情况。这类中毒都应该就近就医，社区医院会根据具体情况来决定是否洗胃。洗胃的目的就是尽快洗出误服的药物或者毒物，减少人体对其吸收，这直接决定着后期的治疗。洗胃后可根据病情再选择到上级医院进一步治疗。

杧果过敏

很多朋友喜欢吃杧果，但是很容易过敏，一定要小心。有一次我急诊班，抢救室里就来了一个小朋友，喝杧果汁之后出现过敏了，很严重，小便失禁，前胸、后背起了大片的皮疹，还出现了憋气的症状，后来经过抢救很快就好了，所以吃杧果一定要小心过敏。严重过敏时会心慌憋气、起疹子，一定要及时就近去医院治疗，避免悲剧的出现。

硼砂中毒，孩子的玩具别乱买

前两天，几个朋友来家里聚餐，都带着孩子，我们大人在一起聊天，孩子们在一旁玩耍。其中有一个小朋友带了一套"自制水晶泥"，几个小朋友用我闲置的一个小鱼缸自己动手做了起来，玩得不亦乐乎。

自制水晶泥，晶莹剔透，可以随意揉捏成各种形状，就连我们大人也爱不释手。

朋友们走后，我用清水简单地冲了冲鱼缸，看到书桌的角落正好有一个合适的空闲位置，打算买几条小鱼为书桌增添几分生机。

因为鱼缸小，我养了一天的水，然后买了几条易活的金鱼放了进去。可是，几个小时后，几条金鱼全死了。以前我养金鱼也很难活得久，但没有出现过短时间内全部死亡的情况。事情虽然过去了，但我心里依然存在着疑惑。忽然间我回想起孩子们自制的水晶泥，在制作中好像添加了硼砂水。

孩子们在鱼缸里自制水晶泥之后我没有认真清洗，难道是残留的硼砂导致了鱼的死亡吗？

硼砂是有毒的！它是非常重要的含硼矿物及硼化合物，通常为含有无色晶体的白色粉末，易溶于水。硼砂有广泛的用途，可用作清洁剂、化妆品、杀虫剂，也可用于配置缓冲溶液和制取其他硼化合物等。市售硼砂往往已经部分风化。硼砂毒性较高，世界各国多禁用其为食品添加物。人体若摄入过多的硼，会引发多脏器的蓄积性中毒。

现在孩子玩具种类越来越多，其中水晶泥已经走红校园，但这个东西却会致命！水晶泥色彩艳丽，摸起来软软的，像果冻一样，深受小朋友喜爱。儿童玩耍含有硼砂的水晶泥时，如果皮肤有破损，或者用摸过相关产品的手触碰到口腔，硼砂就会被人体吸收，部分玩这种玩具的儿童还可能会出现皮肤过敏等症状。

硼砂中毒严重时可致人死亡，儿童中毒剂量为1克至3克，成人中毒剂量为15克；如果误食硼砂，致死率更高。

目前国家已下令禁止硼砂作食物用途，因为一旦误食，有致命的风险。市面上所售卖的水晶泥中，很多都没有标明成分和用量，所以无法估算具体毒性大小。

硼砂进入人体内，可与胃酸作用产生硼酸，可能会导致急性中毒，通常表现为呕吐、腹泻等。此外，硼砂对人体更主要的危害，是在人体内有积存性，长期接触、摄取会在体内慢慢蓄积，干扰消化系统酶的作用，引起食欲减退、消化不良等反应。

不过，大家对于硼砂也不用"谈硼色变"，只要是经过检测的合格产品，可以放心使用，只是要避免儿童误食。

除了硼砂，市面上的"三无"产品很有可能还含有超标的细菌、重金属等，希望家长们能引导孩子不要购买这种危险产品，选择正规厂家生产、具有国家检验标识的玩具。

避免孩子中毒，不要吃这些食物

蚕豆病[1]令多名孩子险丧命

4岁的孩子和爷爷、奶奶一起住在乡下。两周前，奶奶从地里摘回新鲜的蚕豆，晚上做了一道蚕豆炒鸡蛋。新鲜的蚕豆香甜可口，孩子吃了两大勺。起初，一切正常，可没承想到了晚上，孩子开始出现肚子疼的情况。奶奶以为是闹肚子了，给孩子揉了揉肚子，并没有在意。直到第二天早上起来，孩子感觉全身哪里都不舒服。奶奶闻声赶来，被眼前的场景吓了一跳：孩子全身蜡黄，毫无血色，病恹恹的，床边的痰盂中，装满了暗红色的尿。

爷爷、奶奶抱着孩子赶往医院，后辗转多家医院，经过重症医学科、血液肿瘤科长达两周的联合救治，孩子才终于转危为安。

蚕豆病多见于儿童，如果小孩是第一次吃蚕豆，一定要少吃，若食用后皮肤发黄、尿色加深、精神欠佳，就要及时带孩子

---

[1] 蚕豆病是食用蚕豆或蚕豆制品诱发的遗传性溶血性疾病。

到医院救治。"蚕豆病"不一定是吃了蚕豆才会发生。很多药物里面都有蚕豆的成分，如阿司匹林。樟脑、珍珠粉也容易引起溶血，导致蚕豆病。

吃隔夜菜

11岁男孩儿高热，身体多项功能受损，险些丧命，因为他吃了隔夜菜。他吃的隔夜菜是被老鼠污染过的隔夜菜，导致流行性出血热。什么是隔夜菜？其实并不是说隔了一夜，而是指隔了8个小时的菜，就是您这一次做完，放了8个小时的菜叫隔夜菜。并不是所有的隔夜菜都不能吃，以下这四种建议大家少吃或不吃：

第一种：绿叶菜，它会因反复加热生成亚硝酸盐。

第二种：海鲜类，反复加热之后，会使蛋白质降解，对肝肾功能有一些损害。

第三种：豆浆，放置半小时以上的豆浆建议别喝了。

第四种：咸鸡蛋，剥开之后赶紧吃，不建议放的时间过长再去吃。

久泡的木耳

有这样一个病例。一名40岁的女性出现了反复的呕吐、腹泻，后来昏迷了，去医院检查，发现她的肝脏、心脏、肾脏严重受损，后来做了肝移植才保住生命，手术中发现她的肝脏缩小为正常的一半了。追问病史，她在病发之前吃了木耳——泡了很长时间的木耳。还有个病例是一个母亲给两个孩子做木耳吃，也是用了久泡的木耳，导致两个孩子有一个抢救无效死亡。木耳，特别是久泡的木耳会产生一种叫米酵菌酸的物质，米酵菌酸我们不能吃，它对肝脏有很大的毒性，没有特效药，高温也杀不死。其实我们吃木耳，烹饪前泡20分钟到30分钟就可以了，如果木耳泡了之后发黏，就有可能产生了有毒物质，会危及我们的生命，建议扔掉。银耳也是一样。

未煮熟的豆浆

王女士每天早晨都给孩子现打豆浆，那一天有些匆忙，榨完豆浆之后匆匆热了热，让孩子喝完了去幼儿园，结果小朋友到幼儿园之后腹痛呕吐，家长赶紧带着去医院，经过抢救之后临床宣布死亡。一杯豆浆导致孩子死亡，这样的病例报道已经不止一次了。

豆浆是很有营养的，但是生豆浆还有未煮熟的豆浆里面含有皂甙，摄入大量的皂甙，轻者会导致我们失明，重者致死，所以喝豆浆一定要煮熟。

关于煮熟，我们有一些误区，觉得泡沫起来了、水开了就是熟了，这是错误的。因为这个时候可能是皂甙产生的泡沫，这种泡沫起来之后，我们要关小火继续再煮5分钟才能确保它是煮熟的。也在此呼吁卖豆浆的商家把豆浆煮熟后再卖给大家喝。

杨桃

一个杨桃要了8条人命，这个真的不是吓唬大家。有医院曾报告20例杨桃中毒患者，其中17例吃了半个或一个新鲜的杨桃，3例喝了杨桃果汁，但是这20例都出现了严重的后果。有些肢体麻木，有些出现意识障碍，还有人不停地打嗝，最后8例死亡。海南三亚也报道过杨桃中毒的事情。

杨桃对我们的肾是有损伤的，有三类人群是不建议吃杨桃的：

第一类是肾功能不全的人，也就是肾病患者，不建议吃杨桃；

第二类是有高血压、糖尿病的人，不建议吃杨桃；

第三类是小孩子，也不建议吃杨桃。

最后强烈建议卖杨桃的商家一定要注明"肾功能不全者、有肾病者，禁止食用"的字样。

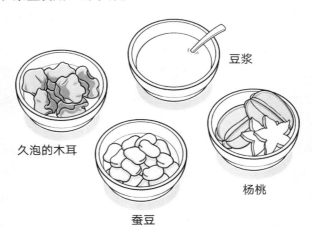

豆浆

久泡的木耳

杨桃

蚕豆

孩子吃了易中毒的食物

精心养育儿童的小知识点

给孩子乱补催个儿

想让孩子长个儿，很多家长补充营养的方法，就是吃，吃公鸡仔、生长激素，这往往会适得其反，甚至有的朋友觉得，孩子不长个儿就是缺钙，就给孩子猛补钙。

孩子有一个正常的发育过程，骨骼发育中有一个叫骨骺的东西，盲目地去补，会导致骨骺过早闭合。骨骺一旦闭合，孩子就真的不长个儿了。想让孩子长个儿怎么办？就是什么都吃——五谷杂粮、蔬菜水果都要吃，均衡饮食多锻炼，多蹦蹦跳跳，这才是最正确的方法，不要给孩子乱补催个儿。

异食癖

那天我的诊室里来了一个 5 岁的小女孩。家长很着急，告诉我孩子不小心吞了一个钥匙链，是那种软的、一个小球一个小球连起来的钥匙链。拍片子后发现钥匙链确实是在胃里面。我告诉家长不要太着急，这个是可以自行排出来的。然后，我问小朋友，平时是不是总是乱吃一些东西。她告诉我，她喜欢吃老师的粉笔，而且她还说她喜欢捡路边的黄土吃。我告诉家长应该给孩子去查一个病，叫异食癖，我小时候也出现过这种症状，总是爱吃路边的黄土。孩子有这种行为，家长应该带孩子去医院检查一下。

拍了孩子后脑勺

8岁的孩子头晕，送医抢救无效死亡，其原因为所有人敲响了警钟。

孩子吃了一袋泡椒凤爪之后，出现头晕症状，送医院救治，结果抢救无效死亡。家长认为孩子是吃那泡椒凤爪中毒了，但是医生检查并不是中毒，是因为孩子的颅脑损伤。追问病史，孩子头部并没有受过伤，后来母亲说了一句话，孩子在写作业的时候，惹她生气，她打了一下孩子的后脑勺。就是这一打导致了孩子的死亡。

大家不要大惊小怪，人的脑组织像一块豆腐一样，我们剧烈地去晃荡，有可能会引起对冲伤，伤到延髓会导致抑制呼吸的。所以我们哄孩子或者教育孩子的时候，不要轻易地去打孩子，头部不行，屁股也不行，我们应该耐心地教育他们。

儿童白血病

白血病又叫血癌，现在越来越多的朋友得白血病，特别是儿童，为什么？可能有以下几个原因：

第一个是新装修的房子有毒物较多。建议大家半年之内不要入住。

第二个是劣质的毛绒玩具。因为里面含有大量的病毒、细菌、铅、汞等，特别是娃娃机里面的一些毛绒玩具，对身体都有危害。

第三个是垃圾食品。膨化食品、辣条、很多添加人工色素的食品，会导致细胞变异，诱发白血病。

第四个是橡皮泥、水晶泥，里面含有硼或硼砂，硼砂是个致命的因素。

第五个是指甲油。年轻的妈妈为了美给孩子涂一些指甲油，这是很危险的。指甲油里面含有大量的苯，苯就是导致白血病的一个直接的危险因素。

孩子也是幽门螺杆菌的受害者

我的一个朋友给我打电话，说他3岁的孩子感染了幽门螺杆菌（HP），幽门螺杆菌是诱发胃癌的高危因素之一，很多人都被感染了。我朋友很好奇，为什么孩子这么小就会被感染呢？后来我建议他全家都去查幽门螺杆菌，结果他爱人、孩子的爷爷奶奶全都是幽门螺杆菌阳性。这说明什么？口口相传。我就问他，平时孩子吃东西的时候他们怎么喂？是不是用自己的筷子去喂？他说对，爷爷奶奶宠孩子，有的时候甚至夹起菜来试一下温度，然后再喂给孩子。这就是它的传播途径——口口相传。过去我们总是用筷子互相夹菜，现在我们应该用公筷，以防止肝炎病毒还有幽门螺杆菌的传播。

小男孩睾丸蒂扭转

我的一个医生朋友分享了一个病例。那天他夜班，一个10岁的小男孩被父亲带来看病，原因是孩子突然一侧睾丸疼痛。查体后，他发现孩子睾丸出现蒂扭转，需要及时手术。但是孩子的父亲去网上查，网上说可能是附睾炎，他不相信我这个医生朋友，而相信网上的。他带着孩子回家了，结果过了24小时，孩子疼痛加重来到医院。B超显示孩子的睾丸已经完全坏死了，后来手术切除了孩子一侧的睾丸。手术中显示，这个睾丸已经完全变黑了。

有一种病好发于青少年，叫睾丸蒂扭转，多见于剧烈活动、跷二郎腿，还有睡眠时，主要是因为提睾肌的收缩。这个时候睾丸就像一个西瓜一样，转过去了，缺血了，如果出现一侧睾丸的突发疼痛肿胀，要及时就医。

内衣混在一起洗

12岁的女孩子反复出现下腹坠痛的情况，她妈妈以为孩子是吃坏东西了，没有太在意。当孩子疼痛加重之后，妈妈带孩子去医院检查，发现一侧的输卵管已经严重感染，积脓了，没办法，手术切除了一侧的输卵管。后来医生追问病史，发现孩子的母亲总是把自己的内衣和孩子的内衣一起洗。我相信很多家长朋友都这样做过。其实很多女性朋友都有一些妇科疾病，但是自己并不知道或不太在意。内衣混起来洗就会引起交叉感染，孩子本来抵抗力就比较低，容易感染，这样引发疾病就不奇怪了。

我们都知道内裤跟袜子不能一起洗，觉得袜子更脏。其实不是，实际上内裤比袜子更脏，我们应该分开洗，洗完内裤之后用开水烫一下，挂起来晾干。

干燥剂

有一个病例，20分钟，孩子的眼球被融化，只因一个危险的物品。这个危险物品，几乎每家都有，它就是干燥剂。在我们吃的小零食里也常有。有一部分干燥剂的主要成分是氧化钙，氧化钙和水相遇，会生成氢氧化钙，同时产生大量的热。出于好奇，孩子会把这些危险品泡在水里，或者放在一个瓶子里，放了水盖上盖子去玩耍、去摇晃。这会有爆炸的风险，导致孩子被炸伤，还有一些化学烧伤。所以大家一定要注意，在吃零食的时候先把这些危险品拿出来扔掉，防止悲剧的出现。

孩子被逗喝酒导致大脑严重受损

春节期间，亲朋好友聚会，长辈们在喝酒的时候总是喜欢做件事情，就是用筷子蘸一点酒往孩子嘴上抿。有的倒一小盅给孩子喝，看着孩子龇牙咧嘴，长辈们特别开心，其实这种做法是相当危险的。

广西的一个3岁小朋友，之前很聪明，自己玩手机、看动画片都可以，但是因为长辈给他抿了一些酒，孩子呕吐昏迷。医院诊断孩子是急性的酒精中毒导致大脑严重损伤，因为神经系统发育不完善出现癫痫的症状。所以提醒大家千万不要逗孩子让他喝酒。

儿童自救"安全环抱法"

孩子的安全问题每个家长都很关心，我教给孩子一个防被强行抱走的办法。比如，我是一个陌生人，要把孩子抱走。孩子需要做这样一个动作——孩子用两只手臂抱住我的腿，两只脚也要绑住我这个腿，这个时候我想走也抱不走他，而且我很容易摔倒。这样做能够为孩子获得救援争取一些时间。这是一个儿童防止被人强行抱走的自救方法。

如何保护
心脑血管

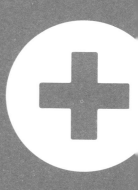

血管，人到中年一定要保养

人体血管犹如地面上的铁路、公路网，遍布全身、四通八达。血管一旦堵塞就容易发生"交通事故"，严重时可导致心梗、脑梗等致命性疾病。随着年龄的增长，人体内的血管斑块就开始出现并变大。不要以为自己看起来似乎精力充沛，连感冒都很少，就可以放松大意，其实身体里的血管已经悄悄老化，所以人到中年一定要注重保养血管！不同血管堵塞会引发不同疾病：

1. 大脑血管堵：中风后，可能出现偏瘫、说话不清的情况，甚至丧失活动能力，卧床不起。

2. 心脏血管堵：心梗如果堵塞程度轻的话，可能只是心脏泵血能力受到影响，而严重的心梗，随时都可能要命。

3. 腿上血管堵：动脉硬化、静脉血栓。动脉堵塞严重时，可能导致腿脚缺血坏死，甚至需要截肢。而静脉血栓如果脱落，进入肺血管，就可能导致肺栓塞。

4. 肺部血管堵：肺栓塞的病情通常很急，当血管堵塞得多时，人就可能窒息而死。

四类水果对血管有保护作用

有四类水果可以很好地保护我们的血管，防止心脑血管意外的出现：

第一类，富含黄酮类物质的水果，比如葡萄、猕猴桃。

第二类，含花青素比较多的水果，比如草莓、蓝莓、桑葚，还有樱桃，有强抗氧化作用，可以保护血管内壁。

第三类，含钾比较高的水果，比如香蕉、橙子，可以防止高血压，从而达到保护血管的作用。

第四类，富含维生素的水果，比如苹果、橘子，多吃这些水果，可以更好地保护血管，防止心脑血管疾病的出现。

有糖尿病的人应注意水果的食用量，避免摄入过多的果糖，造成血糖升高，否则对血管的损害更大。

常吃鸡肉降血压、护血管

有一种物质叫精氨酸，它被称为"血管清道夫"，有辅助清除血管斑块、扩张血管、改善血液循环、调节血压的功效。精氨酸进入人体后，会在体内转化成一氧化氮，一氧化氮是保持血液流通顺畅的重要因子，有助于平滑肌的舒张，在保持血压稳定性的物质中排名第一。

鸡肉中的蛋白质含有非常丰富的精氨酸，所以我们称它为

"降压肉"。当然，牛柳、猪里脊也含有这种物质，但鸡肉中含量最多，价格也最为实惠，并且鸡肉中的蛋白质与脂肪也最容易分离，我们能吃到的蛋白质更集中。所以说，无论是在价格还是价值上，鸡肉都是不二的选择，特别是鸡胗、鸡胸两个部位。

胸痛，刻不容缓

有一次，我在另一家医院碰到了一个同行——120的急救医生，他给我讲述了一个特别令人心痛的病例。

那天他接到一个急救任务，患者是一位45岁的中年男性，突发胸痛伴着憋气、大汗。他第一时间回拨患者电话，初步诊断是心脏病、心肌梗死。

他打电话的目的就是想让患者安静地坐着或靠着，不要用力活动，等待急救车的到来，但是当他到达现场的时候，发现楼下已经聚集了很多人，那时候他就意识到可能出事了。他挤过人群，看到一个面色苍白，已毫无血色的中年男性躺在了楼梯间里。

一旁还有人大喊着："不要动他！不要动他！"有人在给他掐人中，他爱人在一旁哭着喊着，看到急救医生到来，慌忙朝医生招手。朋友到了患者身边发现他双侧瞳孔散大、光反射消失、心电图直线……

经过长时间抢救后，临床宣布死亡。

我有些奇怪，问他："为什么患者到了楼下，不是在家打的120吗？"

他叹了一口气说："我打电话指导急救的时候，已经明确告诉他不能用力活动，安静地等待救护车的到来，但是后来患者的妻子和我们说，他疼得厉害，自己挣扎着起来，非要走下楼去，觉得可能跑几下，血液循环起来，就能把血管冲开，就会好一些，但是走了没有几步就倒在了楼梯间里，再也没有醒过来。"

听后我也觉得十分痛心，其实如果安静等待急救医生的到来，有可能会避免这个悲剧。

胸痛的原因有很多，常见的有心脏病、心肌梗死、气胸、主动脉夹层，甚至一些呼吸系统疾病都会引起胸痛。心脏缺血往往会引起胸痛。心脏缺血最常见的原因就是血管狭窄或者堵塞，导致心肌梗死，如果不能正确地处理，会危及生命。

那些关于治疗胸痛的谣言

错误方法一：用力咳嗽

用咳嗽治疗的方法确实存在，但是这种方法是在特定的场景下才可以使用的。如心脏病发作的患者在医院里，在心电监护下，医生会通过心电监护等仪器时刻监测患者的心电活动变化，一旦出现问题，医生会让患者咳嗽，来改变其变化。

但是咳嗽的同时因为用力可能会出现室颤——室颤是致死性的心律失常。一旦出现室颤，医护人员会立刻进行电除颤。如果患者心脏病发作，不是休息而是用力地咳嗽，会增加心脏的负担，增加心肌耗氧量，反而可能会加重患者的病情。所以，突发胸痛时用力咳嗽是错误的！

错误方法二：用力按压穴位

心脏病引起的胸痛是因为供应心脏血液的血管出现了狭窄甚至阻塞，疼痛还会加速本已生病的心脏的跳动，加重病情，危及生命！用力地按压穴位就会疼痛，疼痛就会产生刺激，导致血流加速、增加耗氧量、加大心脏的负荷，加重病情，危及生命！记住出现胸痛的时候不能用力活动，也不能去刺激患者！

错误方法三：喝口凉水

血管狭窄或者血栓堵塞是引起胸痛的常见原因。心肌缺血会引起胸痛，我们最终的治疗是"放支架"，撑开堵塞的血管。喝口凉水，刺激神经吗？这根本就没有一点科学道理！

错误方法四：捶打胸口

同理，捶打会刺激产生疼痛，增大耗氧量，加重病情，难道捶打就可以震开堵塞或者狭窄的血管吗？无稽之谈！如果是心脏病突发引起的胸痛，这种疼痛呈胸部压榨性疼痛，伴随憋气、大汗，甚至恶心、肩膀发沉（这些症状同时出现）的现象，还要当心心肌梗死。

出现胸痛的时候应该怎么办

- 等待期间可以吃药缓解症状；
- 患者如果既往有心绞痛病史，在血压、心率正常，无青光眼、未饮酒的情况下，应立即舌下含服硝酸甘油2片；
- 如果患者既往无消化道溃疡和出血倾向，应立刻嚼服阿司匹林3片（300毫克）；
- 患者不可用力活动，可以平躺，可以半卧，取一个患者自觉舒服的姿势即可；
- 如果患者昏迷，不可口服药物，以免误吸，同时拨打急救电话，静候救援。

患者突然倒地，意识丧失，我们应该怎么办

1.判断现场的环境是否安全。如果在马路中间，如果一旁有倒塌的房屋，如果倒地原因是触电，这个时候您要确定环境的安全，保护好自己才能更好地挽救他人。

2.拍打、呼喊患者看其有无反应。判断患者有无心跳时不建议

非医护人员去触摸颈动脉，因为普通人不知道在哪里，靠触摸大动脉搏动而引起的错误判断有很多。

由于心脏骤停倒地的患者口腔里是没有分泌物的，现在的假牙也是很牢固的，一般不易脱落，所以不用清理口腔异物。不需要解开衣服露出胸部，如果衣服很厚，建议把厚衣服解开以便观看其呼吸。有心脏起搏器或者支架也可以做心肺复苏。

3.若无反应，找人拨打急救电话取来最近的AED。

4.观看胸廓有无起伏，也就是患者有无呼吸5～10秒钟。

5.胸外按压和人工呼吸，正常吹气即可，而且要捏着鼻子。如果是陌生人，不做人工呼吸也可以，单纯的按压也是有效的。

位置：两乳头连线中点处（胸骨中下段）

深度：5～6厘米（约一张银行卡的宽度）

频率：100～120次/分钟

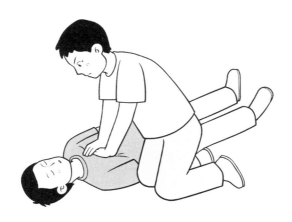

一直反复进行直到 AED 或者急救人员到来，记住这个救命神器：AED。AED，又称自动体外除颤仪，是一种安全有效的抢救仪器，非专业人员都可使用的抢救仪器，它会自己分析是否需要放电除颤，大大地提高了抢救的成功率，是真正的救命神器！

心肺复苏

　　1963年，心脏病学家伦纳德·司彻里斯（Leonard Scherlis）创立了美国心脏协会中的CPR（心肺复苏）委员会，同年美国心脏协会正式授权支持CPR。同时胸外按压、人工呼吸、电击除颤（三个好兄弟）正式组合为现代心肺复苏技术。

　　后来，美国心脏协会每5年都会重新制定新的心肺复苏标准，现在我们使用的就是2015年的版本，在2017年又对这个版本进行了一些补充。直到今天，心肺复苏拯救了数以万计的人。

　　心脏骤停我想大家并不陌生，心脏骤停后需要心肺复苏。什么时候可判断患者心脏骤停，需要做心肺复苏?

　　1.无反应：拍打患者并大声呼唤，患者没有痛苦、眨眼、皱眉、呻吟等反馈。

　　2.无呼吸：胸部无起伏5～10秒。

两者同时具备即可判断患者心脏骤停，应开始心肺复苏。

如何做心肺复苏

发现有人倒地，可参考如下步骤施救：

第一步，判断现场的环境是否安全；

第二步，判断意识，轻拍重唤；

第三步，若无反应，找人拨打急救电话取来最近的AED；

第四步，看呼吸，而不是去听和看感觉，观察患者胸部有无起伏5~10秒，如果没有呼吸或者是不正常地呼吸（下颌式呼吸），就要开始进行心肺复苏；

第五步，实施胸外按压和人工呼吸。

位置：两乳头连线中点处（胸骨中下段），深度：5~6厘米（约一张银行卡的宽度），频率：100~120次/分钟。一直反复进行直到AED或者急救人员到来。

关于人工呼吸的问题：如果没有经过训练，就不要吹了，因为可能会吹多、吹少或者干脆就没吹进去，而且吹气也会中断按压的时间。应持续不间断地按压，等待专业救护人员的到来。越早按压、越少中断、越早进行电击，心脏重新跳动的成功率越高。

胸外按压最常见的并发症就是肋骨骨折，但凡事有轻重，折几根肋骨与挽救生命相比，后者是最主要的。

心肺复苏六步诀

双手拍肩辨意识，观察胸廓判呼吸；

大声呼叫旁人助，急救电话快速打；

侧跪松衣定好位，手掌翘起十指扣；

上身前倾臂垂直，一秒两次手不离；

清口捏鼻抬下颌，两次吹气要有效；

三十比二持续做，不到成功不言弃。

AED，又称自动体外电击器、自动体外除颤器，它可以诊断特定的心律失常，并且给予电击除颤，是可被非专业人员使用的用于抢救心源性猝死患者的医疗设备。它小巧、便携，使用简单、有效。AED的出现使急救有望实现"黄金4分钟"。

有"傻瓜除颤仪"之称的AED，使用简单、安全。心脏骤停病人早期85%～90%的病因是室颤，院外治疗室颤最有效的方法是早用AED除颤。除颤每推迟1分钟，存活率降低7%～10%。CPR与AED的早期有效配合使用，是抢救心跳呼吸骤停病人最有效的手段。

AED的使用方法

第一步，开。患者仰卧，AED放在患者耳旁，在患者一侧进行除颤操作，这样方便安放电极，同时可另有人在患者另一侧实施CPR。接通电源：打开电源开关，方法是按下电源开关或掀开显示器的盖子，仪器发出语音提示，指导操作者进行下一个步骤。

第二步，贴。安放电极，迅速把电极片粘贴在患者的胸部，一个电极放在患者右上胸壁（锁骨下方），另一个放在左乳头外侧，上缘距腋窝7厘米左右，在粘贴电极片时尽量减少CPR按压中断时间。若患者出汗较多，应事先用衣服或毛巾擦干皮肤。若患者胸毛较多，会妨碍电极与皮肤的有效接触，可用力压紧电极，若无效，应剔除胸毛后再粘贴电极。

第三步，插。将电极贴片导线插入AED主机。分析心律，急救人员和旁观者应确保不与患者接触，避免影响仪器分析心律。心律分析需要5~15秒。如果患者发生室颤，仪器会通过声音报警或图形报警提示。

第四步，电。按"电击"键前必须确定已无人接触病人，或大声宣布"离开"。当分析有需除颤的心律时，电容器往往会自动充电，并有声音或指示灯提示。电击时，患者会出现突然抽搐。第一次电击完成后，立刻继续进行心肺复苏。电极片需一直贴在患者身上，每隔2分钟左右，AED会再次自动分析心律。

AED是安全的，不要怕，自动识别后才会进行电击，胸外按压和AED的使用要同时进行。

救治的过程中要随时观察患者的意识，如果有反应了（喘气了、皱眉了、手脚动了），则停止按压。

胸外按压

心脏骤停、意识丧失、大动脉搏动消失的时候（没心跳了，不喘气了，呼吸极为不正常），才能CPR，才能"揣"。你可以进行胸外按压，要一直进行，直到AED或急救人员到来。

心脏是一个"泵"，把血液"泵"到全身，当心脏骤停或者室颤（不规律地跳动）时，这个"泵"停止工作了，全身会缺血。血里面携带着氧，当心跳停止4分钟后，脑细胞开始出现不可逆的缺氧坏死。我们进行胸外按压是为了手动"泵"血，把血挤压到全身各脏器，防止各脏器因缺血、缺氧而坏死。心脏骤停是指心脏射血功能突然终止，大动脉搏动与心音消失，重要器官（如脑）严重缺血、缺氧，导致生命终止。这种出乎意料的突然死亡，医学上又称猝死。

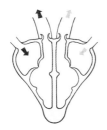 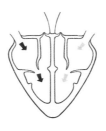 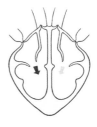

心脏工作原理

猝死是救不活的，能救过来的是当发生呼吸、心跳骤停10分钟之内身边有人对他进行了心肺复苏的人，因为三分之二的呼吸、心跳骤停患者身边没有医生，所以真正能救他们的是作为第一目击者的你。

随着我们国家整体健康水平的提高，其他疾病导致死亡的概率会逐步下降，但猝死会增加，为什么？因为我们的生活越来越好，像血脂高、糖尿病、肥胖这些情况会越来越多，它们都是蓄谋猝死的帮凶，并且猝死也越来越年轻化。

猝死是结果，死是救不过来的，能救过来的是呼吸、心跳骤停。50多万条生命，假如能救过来20%，那将是多少个家庭！可现实是，我们国家普通民众急救知识的普及率不足1%，而这1%的人在突发情况下能仗义出手的更是有限。

室颤

1955年，一个叫Zoll的人，通过电击多次终止心脏骤停前的"室颤运动"，并开创了电击除颤的时代。

打个比喻，自习课上，班长（窦房结）带着同学们（心肌细胞群）在朗读课文，班长读一句，同学们跟着读一句（窦房结传递信号，心脏才能"动次打次"地跳）。今天不知道什么原因，课堂上有同学调皮捣蛋（异常兴奋点出现），扰乱了课堂秩序，带着同学们打打闹闹乱了课堂（室颤），班长咋也管不住；或者昨天晚上班长贪玩儿，打了一夜的游戏，玩累了（病了），第二天就出现了怠工现象，甚至趴桌子上睡着了。班长睡着了，同学们就自由活动了（也是室颤）。

这时候除了心肺复苏，还要进行的就是除颤。老师（除颤）来了，很生气，站讲台上喊了一句："好好上课（电击）！"同学们都老实了，恢复课堂秩序，班长又开始领着大伙儿念书了（除颤成功，心脏恢复正常跳动）。

引起心跳骤停最常见的是室颤。因为室颤时，心脏的电活动变得紊乱，心肌停止收缩，未能有效地泵送血液，所以不能产生脉搏，这就是心脏停顿。但这时心室仍是在颤动的，并非真正停止所有活动。

跑马拉松，运动更要做好防护

这几年"跑马"突然成为一种新的时尚，"跑马"的队伍也是日益壮大，全国各地的马拉松赛事也是一场接一场。"跑马"是强身健体的运动，充满着跑者对生活积极向前的一种态度，仿佛不跑一个马拉松，你就落伍了。随着马拉松赛事的大众化，随之出现的受伤和意外比比皆是，悲剧也就这样发生了。

2015年，深圳马拉松，一位33岁的男跑者在离终点400米时，突然倒地，最终抢救无效死亡。

后来了解到这名跑者患有心律失常，曾做过两次射频消融手术，这种情况"跑马"是绝对禁止的，而该男子却一直坚持跑了几届。

跑马拉松，你准备好了吗

1.确保自己的身体健康：量力而行。

2.赛前熟悉路线：别跑丢了。

3.赛前饮食：切勿饱腹（巧克力是首选，当然您不喜欢吃就算了）。

4.赛前热身：呃……不是废话，这点很重要。

5.赛时切勿推挤：防止踩踏。

6.赛中口渴：小口饮水（别喝冰水，拉肚子可是要耽误时间的）。

7.赛后切勿原地坐躺：应该小步溜达（天热地硬，小心烫屁股）。

马拉松赛场上的意外如抽筋、中暑、摔伤并不可怕，可怕的是心脏骤停，然而我看到过太多的错误做法。

"跑马"前必须确保身体健康，睡眠充足。"跑马"时如果发现有跑者倒地，要做好防护，把需救治的跑者迅速移至赛道旁阴凉处进行胸外按压（"胸外按压"具体步骤参见第147页）。

提醒跑者，量力而行，确保自身无基础疾病或重大疾病；提醒保障者，需要进行正规的专业急救培训和掌握随机应变的能力。

大家记住，一定要判断患者确实无呼吸、意识后再进行胸外按压。如果存在以下情况：

1.突发倒地，口吐白沫。

2.四肢抽搐，癫痫发作。

3.心慌憋气，呼吸困难。

……

不需要进行"胸外按压",而且是绝对不能、万万不可的!

我看到有些不正规的急救培训中心,培训导师竟然让学员拿活人练习胸外按压,这真是一个完全的原则错误!是一个不可原谅的错误!就像外科医生手术时违反了无菌原则一样,手术做得再漂亮,对不起,失败!记住,胸外按压是绝对不可以拿活人进行练习的,这是万万不可的,是大忌!

为什么?心脏是一个"泵",把血液"泵"到全身,当这个"泵"停止工作了,全身会缺血,血里面携带着氧,当心跳停止4分钟后,脑细胞开始出现不可逆的缺氧坏死。我们进行胸外按压是为了手动"泵"血,防止全身各脏器的缺氧坏死。

而心脏又是一个"带电"的脏器,有自己的跳动节律,当有些疾病(如癫痫、中暑、脑出血等)引起突发倒地,心脏本身并没有停止正常的跳动。这个时候人为地去进行胸外按压,轻者肋骨骨折,重者打乱心脏正常的跳动节律,引起恶性心律失常,诱发室颤,致死。

当人失去呼吸和意识的时候,全身肌肉是完全放松的,可以说是无肌力、无肌抵抗的。我们进行胸外按压的深度至少是5厘米,当用活人进行胸外按压的时候,肌肉会自我保护而产生抵抗力,很容易致使肋骨骨折,导致骨折端刺破肺或心脏,造成严重的后果。

学员回去后可能会继续用活人练习,被不懂急救的人看到后也会用活人效仿!

给那些不正规的急救培训机构提个醒：我们教急救是为了教大家如何去救人，医学是严谨的，原则性的错误一定不能出现，否则那不是救人，那是"杀人"！

心肌梗死

心肌梗死（Myocardial Infarction）是冠状动脉闭塞，血流中断，使部分心肌因严重的持久性缺血而发生局部坏死。

临床上有剧烈而较持久的胸骨后疼痛、发热、白细胞增多、红细胞沉降率加快、血清心肌酶活力增高及心电图动态的变化，可导致心律失常、休克或心力衰竭。

心脏不舒服，或者突发胸痛时，切记不可用力活动，应该：

1.保持一个平静的状态，不动、不用力。

2.拨打120。

选择安静的场所休息，坐着、靠着或躺着；排除情绪激动或劳动等诱发发作的因素，消除病人心理上的恐慌感和焦虑感；不要随意搬动病人，减少心肌耗氧量。若是出现呼吸困难、无法平卧的病人，帮助他选取半卧位或坐位，帮助病人通畅呼吸；如发生血压下降或休克的现象，应取平卧位，使患者保持在舒适体位，做好保暖，这样可以缓解患者的不适感。

错误做法：

1.按压腘肢窝。

2.用力活动。

现在心梗不是老年人专属了，30～40岁的中青年也是多发人群。一定要相信你的医生，配合治疗！

急性心肌梗死四大临床症状

1.胸痛

急性心肌梗死的主要症状是胸痛。病变部位不同，对疼痛的敏感也不一样。疼痛可以发生在胸部中央或左侧胸部，然后向上臂、颌部、背部或者肩部放射。

2.消化道症状

有约30%的急性心肌梗死患者出现消化道症状，表现为腹部胀气、呃逆、腹痛、恶心、呕吐、腹泻，常被认为消化不良、急性胃肠炎。患者腹痛剧烈时，常就诊于外科，贻误治疗。发生上述症状的原因是，心脏病变刺激迷走神经，或病变在心脏下壁，或合并肠系膜动脉供血不足，而引起胃肠道反应。

3．呼吸道症状

表现为咳嗽、气喘；有的只感觉胸闷、憋气，或自认为气不够用。如果患者原有慢性支气管炎，易误诊为肺心病。症状发生机制为急性心肌梗死时，心肌收缩力下降、心排血量下降，造成肺部瘀血，易并发支气管感染。

4.精神神经症状

表现为突然言语不清、一侧肢体瘫痪、意识不清、抽搐等，易与急性脑血管病混淆；有的患者表现为除胸骨后疼痛外，还有咽、下颌、颈、肩、枕部、前额、腰部的疼痛。

心肌梗死的主要发病原因

1.心肌供血不足。在狭窄性冠状动脉粥样硬化的基础上，由于过度负荷而造成心肌供血不足，亦可引起心肌梗死。

2.冠状动脉血栓形成。由于在许多尸检过程中发现供养梗死区的冠状动脉支由狭窄性动脉粥样硬化并发闭塞性血栓形成，许多学者认为，冠状动脉血栓形成是心肌梗死的原因。所以预防心肌梗死也要预防冠状动脉血栓的形成。

3.冠状动脉痉挛。劳累、吸烟、大量饮酒、熬夜、高脂饮食等都是心梗的诱因！

猝死的第一大因素就是心肌梗死，心肌梗死来得突然，一旦发作，若不能及时救治，面临的就是死亡。

身体的求救信号很多人都不知道

肩痛一周后突然猝死。40岁的刘先生是一个生意人，他去南京做生意，最近总是抱怨有点不舒服，有点胸闷，然后肩膀有点发沉，他以为是颈椎病犯了，就没在意。但是突然有一天他倒下后再也没有起来。后来法医尸检，确认他是心肌梗死导致死亡。为什么呢？其实他的肩膀发沉、伴着胸痛，就是身体出现问题的信号。心脏病和心肌梗死这些病发作前的信号并不一定是胸痛，还有可能是胸部有点不适的情况下，伴着肩膀发沉，伴着后背疼，伴着牙疼，或者伴着肚子疼，恶心想吐。这都是一些牵涉的痛、一些潜在症状，但是这些症状同时都会伴着胸闷。如果有这些情况出现，一定要小心心脏的问题，赶紧去医院排查。

这些生活习惯真的要命

前段时间成都中医药大学附属医院急诊科收治了一名21岁的年轻小伙子，诊断为急性心肌梗死。手术从血管中取出了10块血栓才保住性命，其中有一块大得都已经把导管堵住了。他比较重，有100公斤，说平常身体特别好，但检查显示他有高血脂。据他自己回忆，他总是长期熬夜、玩手机，生活不规律、饮食不规律，而且抽烟、喝酒。大家总觉得心肌梗死离我们很远，其实不是。我们应该注意：

第一，防治基础病，如高血压、糖尿病、冠心病。

第二，低盐、低糖、低脂饮食。

第三，戒烟限酒。

第四，别熬夜。

出现以下症状，比如我们一过性黑蒙，走着路突然就绊倒了，或者说记忆力减退，一定要去医院及时就诊。

降压药＋西柚会导致心梗

西柚不建议和降压药同服，如果同时服用，有可能导致心肌梗死，严重者危及生命。西柚又叫葡萄柚，西柚里边含有呋喃香豆素，它可以不可逆地抑制一种细胞色素，叫P450酶。如果把这个酶抑制住了，它会增加身体对药的吸收量。有朋友说，那更好，吃一片药顶以前两片了。不对，这样会严重危及生命的，特别是降压药，西柚不可以和降压药、一些精神类药物、一些安定类的药物同服，严重者会导致心肌梗死和中风。

莫要忽视老年人的大便问题

心肌梗死和老年人便秘有直接关系吗？有，当然有！便秘，会导致你努力地排便，那么腹压增大，导致心脏负荷增大，从而诱发心肌梗死。心肌梗死的病因中有一条就是便秘，而便秘多发生于老年人。

老年人便秘致死三大原因：

1.大便用力时突发胸痛倒地，常见于急性心肌梗死，腹压增大，导致心脏压力负荷增大，从而诱发心肌梗死。

2.大便起身瞬间突发胸痛或腹痛，常见于主动脉夹层撕裂，便秘后突然起身可拉伸胸、腹主动脉。

3.大便后走了几步，突然胸痛倒地，常见于肺栓塞，大便干，大便时间长。老年人下肢血管内常有血栓，突然起身再活动，下肢血栓脱落至肺动脉，引起肺栓塞。

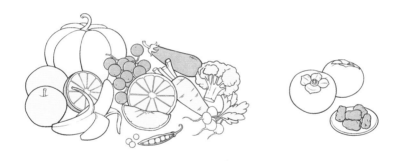

帮助排便的食物　　　　　　尽量不吃的食物

老年人因为肠道功能减弱、行动不便，经常会引起肠道蠕动减慢，食物在小肠吸收了水分后不能及时排出而引起大便干硬。如何防止老年人便秘？多食玉米、红薯、蔬菜、水果，适当运动，尽量不要吃柿子、黑枣，以免诱发"柿石梗阻"。生香蕉导致便秘，熟香蕉有助于排便。

自发性脑出血

那天，急诊外科诊室白班接到了一个抢救室的电话，抢救室有一个病人需要会诊。到了抢救室看到了患者，是一个做了气管切开、全身布满各种管道通路的病人，会诊的目的是拆线。患者大致是这么一个情况：近30年来5次脑出血，这次是第5次；主要诊断：脑积水、脑出血、烟雾病。

第5次手术做的脑室引流，有缝合线需要拆，而且拆线的时候到了。拆线并不属于急诊的诊疗范围，但是这个病人的全身条件根本不适合去门诊换药室拆线。看着家属恳求的眼神，我低声说着："我可以帮您拆线，但是您别着急，我要下班才可以。"

因为我是急诊外科，拆线本不属于急诊的范畴，但是这样的病人我怎么能拒绝？一天的工作结束了，接班的医生来了，我推着换药车去给患者拆了线，家属很感谢。其实真的没什么，就是拆一个线没什么大不了的，但是我想我这一个小小的举动可能也会温暖着他吧。

看着患者总是觉得心里很不是滋味，这么多年的反复出血折磨着他，家属不离不弃、细心呵护，让我觉得人活着真的不易，健康地活着真好。

在他的病历里我看到了"高血压"，很多脑出血的病人最主要的诱因就是高血压，但是许多人都不去注意控制血压，直到出现严重的并发症才后悔不已。

血压过高致使脑血管"爆"开了，常见部位是基底节。

脑出血患者大多为50岁以上，有较长期的高血压动脉硬化病史，体力活动或情绪激动时突然发病，发病快，在几分钟或几小时内出现肢体功能障碍及颅内压增高的症状。根据出血量、出血部位、出血时间等决定是否手术。自发性脑出血好发于高血压患者，所以控制血压是关键。脑出血的表现有剧烈头痛、突然倒地、呼之不应、喷射性呕吐、嘴歪眼斜、一侧肢体活动受限。具体如下：

1.运动和言语障碍。运动障碍以偏瘫为多见；言语障碍主要表现为失语和言语含混不清。

2.呕吐。约一半的患者发生呕吐，可能与脑出血时颅内压增高、眩晕发作、脑膜受到血液刺激有关。

3.意识障碍。表现为嗜睡或昏迷，程度与脑出血的部位、出血量和速度有关。在脑较深部位的短时间内大量出血，大多会出现意识障碍。

4.眼部症状。瞳孔不等大常发生于颅内压增高出现脑疝的患者，还可以有偏盲和眼球活动障碍。脑出血患者在急性期常常两眼凝视大脑的出血侧（凝视麻痹）。

5.头痛头晕。头痛是脑出血的首发症状，常常位于出血一侧的头部；颅内压力增高时，疼痛可以发展到整个头部。头晕常与头痛伴发，特别是在小脑和脑干出血时。

癫痫和掐人中

很久以前，我还在上初中，一次课间操，同学们刚排好队，离我不远处突然传来"咣"的一声，我循声望去，一个男同学倒在地上，全身抽搐。

班主任赶紧跑过去掐人中，几分钟后，男同学醒了，他显得很疲惫，也不记得发生了什么。我当即对班主任肃然起敬，感觉他太厉害了，因为被他那么一掐，同学不一会儿就醒了。

后来我才明白，同学当时是因为"癫痫（羊角风）"发作，一种大脑异常放电导致意识丧失、全身抽搐的疾病。癫痫，有些是继发的，比如颅内出血、肿瘤导致的，有些是病因很复杂的神经系统病变。一回到家，我把这件事告诉了父母，他们说除了掐人中，还要往嘴里塞东西，因为咬到舌头就危险啦！我对此深信不疑，因为电视里也是这么演的，有些侠客在不得已的情况下会咬舌自尽，所以当身边有人发生了癫痫，大家除了掐人中，还要塞毛巾，塞筷子、勺子，甚至塞手到病人嘴里，是怕他咬到舌头死掉。

中医认为刺激人中穴具有回阳救逆、清热开窍之功效，进一步改善微循环，升高血压，调节重要器官血流，还可以影响人的呼吸活动。中医上所谈到的刺激人中穴，都是用针灸做的，也就是说要用针刺，而不是我们认为的用手指按压的方法。

但是，现在我作为医生，要告诉大家掐人中是有危险的！

在使用掐人中急救时，人们经常是这样做的：大拇指掐着人中，剩下的手指托着下巴用力。真遇到个力气大的，被掐的人想张嘴都难，牙都可能被按掉，如果患者此时有舌根后坠，就会导致气道阻塞。

昏迷的患者难免出现呕吐现象，如果此时掐人中，返流上来的呕吐物被吸入气道，就会导致患者窒息。而且掐人中的急救，我觉得根本不算是急救。

任何急救，我均不建议掐人中。那么，如果有人突然倒地不起怎么办？

首先要明白，癫痫只是一个原因，人晕倒的原因还有很多，比如脑血管疾病、心肺疾病、低血糖等。最严重的就是心跳呼吸骤停，需要及时给病人做心肺复苏。如果此时只是呼喊和刺痛（掐人中），不仅没有任何作用，反而会耽误病人的抢救时间。

开始进行心肺复苏的4分钟，是抢救呼吸、心跳骤停病人的黄金时间。

第一步，确认现场环境安全。

千万别马上冲过去扶他，也别立刻过去给他做心肺复苏。假如他是触电了，也会全身抽搐，你一碰他，等待被救的可能就是两个人了。所以，要确定环境是安全的再进行施救。

第二步，判断反应。

掐人中治不了病，速效救心丸也是救不了命的！

如果你真掐他某个地方了，他还会被掐得龇牙咧嘴，千万别掐了，这是有反应，活着呢！此时需要给他摆放一个体位。前面说了，昏迷的患者有些会呕吐，正确的体位可以降低患者误吸呕吐物的风险。

判断反应，轻拍重唤，如果没有反应（不抽了、不动了），立即求助。尽快找人取来 AED 并指定专人拨打急救电话，短暂的抽搐进而意识丧失很有可能是发生了呼吸、心跳骤停。

如果只有你一个人，打开手机免提，边施救边打电话求助。

如果心肺复苏后，他还在抽搐怎么办？不要紧张，癫痫的发作，一般会循着固有的方式进行，直到发作自行结束。任何非药物处理均被证明无法终止或减轻发作，不会因为点压穴位等减少抽搐。如癫痫连续发作，要将病人送到医院继续抢救。

所以不要制止他，把他身边能触碰到的物品挪开，兜里的手机、钱包帮他保管好，眼镜摘下，在一旁看着他，让他静静地抽一会儿。

如何保护心脑血管

癫痫患者一般都是牙关紧闭，所以会呼哧呼哧地口吐白沫（不是呕吐），因为肌肉痉挛（抽动）或强直（蹬着腿、绷着手臂），可能在癫痫起初的那一刻舌头回缩时被牙齿咬到了或者划伤了，所以嘴角流出了血。这时也不要紧张，千万不要往嘴里塞东西，咀嚼肌的力量是很大的，掰开嘴垫东西把牙崩断了事小，物品阻塞了呼吸道就危险了。

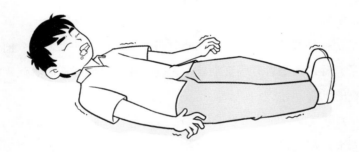

第三步，请立刻判断呼吸。

是像武侠剧里那样把手放在鼻子下面，还是趴过去听？不。嘈杂的环境、紧张的心情，听和感觉气流是不靠谱的，要看他的胸廓、腹部有没有起伏，判断时间5～10秒。

如果有呼吸，摆体位！继续在一旁观察他的呼吸和反应，看他能否醒来。

注意，如果他的嘴像从水里捞出来的鱼一样，一张一张的，这种动作叫下颌式呼吸。虽然这是一种呼吸形式，但是我更习惯描述它为动作，老百姓叫捯气儿，可能还有气儿呢，但这个动作也很像打哈欠的动作，却不是正常的呼吸。

有人会问，只看呼吸？脉搏用不用摸？您可以试一下，摸摸手腕或者脖子上的动脉，是不是并不那么容易找？紧张的情况下就更难找了。所以非医疗专业人员不要去寻找脉搏。

如果5~10秒内呼吸不正常或者没有呼吸，就要开始做心肺复苏了。注意：做心肺复苏要让患者平卧，把患者翻成平卧位时要一只手托住颈椎。

第四步，胸外按压。

位置：两乳头连线中点处或者叫胸骨的中下段。

姿势：双手重叠手指交叉，掌根用力，不是手掌。手臂伸直，以上半身的重量垂直按压。

按压频率：100~120次/分钟。

按压深度：5~6厘米（约一张银行卡的宽度）。

注意：按压时患者后背要在坚硬的表面；每次按压要保证胸廓充分回弹，上下的节奏一致。

第五步，人工呼吸，每30次的按压给2次人工呼吸。

如果没有经过培训、练习，不建议进行。因为一方面吹的量可能或多或少，另一方面不熟练的操作会使按压时间中断过长影响抢救成功率，每次按压中断小于10秒是高质量按压的重要指标之一。

　　进行人工呼吸前要开放气道，一只手压住额头，另一只手提起下颌，鼻孔朝天，能吹进去气就可以，吹气的量以看到胸部有起伏为好。切忌吹得过快、过多。吹气一秒放松一秒。吹气的时候要捏住鼻子。

　　我们平时急救中错误最多的就是癫痫的急救方法，有时候医护人员也会做错。在这里我想提两个建议：

　　1.建议医护人员：因为专业不同，我们擅长的知识不同，但是最基本的急救知识还是应该掌握的，因为那是"关键时刻救命的"。

　　2.建议专业急救人员：发现有急救方面的错误一定要指出，可以严厉但不要一味地去指责，要告诉他们错误所在和正确的方法，要鼓励他们敢于施救的行为。

　　另外，掐人中并不是一个急救方法，在急诊科，没有任何一种病或者意外，可以用掐人中来解决，掐人中只是一个刺激作用，就像捏脸，或者拍胳膊、捏身体一样起到刺激的作用。

脑卒中

那天我是120急救班，接到急救中心调派任务赶往现场。

患者是一位40多岁的男性，是一个打工的建筑工人，查体为右侧肢体肌力差、伸舌不居中、吐字不清。我们迅速把患者抬上了急救车，我初步判断，患者可能是出现了脑梗死。脑梗死治疗是需要争分夺秒的，如果错过了黄金溶栓时间会导致严重的后果。

但是患者工友的几句话一下子让我的心凉到了底。"昨天晚上他吃完饭就说不舒服，说右边身子没力气，说话也有点不清楚。我们都劝他去医院看看，他就是不去，心疼钱，说可能是白天干活累的，早早就睡了，今天叫他起床他就动不了了。大夫您要好好给他治治啊，我们都是外地来打工的，他家挺惨的，老妈子、两个孩子、媳妇一家人就靠他一个男劳力撑着，他要是倒下了，这家人可咋活啊！"

工友的话真的让我很难受，我知道患者的治疗效果肯定不好，他自己把自己耽误了，我也心疼他，但是他最开始的错误决定害了他。

到了医院急诊科，患者被诊断为脑梗死。但是错过了最宝贵的静脉溶栓时间，他再也不能自行站起来了，再也无法去支撑他的家，反而成为了家里的负担。

　　这样的悲剧不止一例，在我急诊的工作中经常会遇到，总感觉可惜又痛心。

　　脑卒中在我们身边时有发生，了解它的一般症状和简单的急救常识，关键时刻能救命！

　　"脑卒中"又称"脑中风"，是一种急性脑血管病，是由于脑部血管突然破裂或因血管阻塞导致血液不能流入大脑而引起脑组织损伤的一组疾病，包括缺血性和出血性卒中。

　　缺血性卒中，就是我们常说的脑梗死。

　　出血性卒中，就是我们常说的脑出血。

　　脑梗死的发病率高于脑出血，占脑卒中总数的60%～70%。颈内动脉和椎动脉闭塞和狭窄可引起缺血性脑卒中，患者年龄多在40岁以上，男性较女性多，严重者可引起死亡，但是出血性卒中的死亡率更高。

　　脑卒中已成为我国排名第一位的死亡原因，也是中国成年人残疾的首要原因，脑卒中具有发病率高、死亡率高和致残率高的特点。

　　脑出血常见的表现：一般伴有高血压的病史，突发头痛、剧烈呕吐，严重者伴有意识障碍等。

　　这个时候我们应该这么做：不要去摇晃病人，把病人摆一个侧卧位，擦拭其呕吐物，防止误吸，等待急救车的到来。

脑梗死常见的表现：突发一侧的肢体无力（上下肢同时出现）伴随活动受限，发声不清、伸舌不居中等。

脑梗死的静脉溶栓时间是4.5小时，我们要争分夺秒，最好拨打急救电话，因为急救医生会为患者进行初步检查，如果初步判断病人出现了脑梗死，急救医生会联系可以溶栓的医院开通绿色通道，争取宝贵的溶栓时间。如果没有急救车，在病人的情况允许下，我们也可自行送患者去可以溶栓的医院急诊科，避免错过黄金溶栓时间。

出现上述任何症状时，切记千万不可给患者吃东西、吃药、喂水，以防之后手术中出现误吸。

不同类型的脑卒中，其治疗方式不同。预防是最好的措施，其中高血压是导致脑卒中的重要的可控的危险因素，因此，降压治疗对预防脑卒中发病和复发尤为重要。所以大家一定要关注血压情况，避免悲剧的出现。

预防脑卒中主要涉及：关注血压、合理运动、健康饮食、忌烟限酒。

脑梗死的日常预防

前段时间，我的一个朋友突然一侧肢体活动受限，口角偏斜，说话不清晰了，去医院就诊后，发现他有脑梗死，赶紧溶栓，险些落下后遗症。很多朋友问他没有"三高"病史，为什么会得脑梗死呢？这个就和他的一个不良嗜好有关，就是常年吸烟。吸烟会使血管变性，它就像一把刀子一样在划血管，损伤血管内膜的上皮细胞，从而导致心脑血管的意外，比如心肌梗死、脑出血、脑梗死，所以奉劝那些吸烟的朋友，把烟戒了吧，为了自己和家人，为了身边人的健康。

30岁的唐先生4年中两次因为脑梗死住进ICU，险些丧命。他是一位销售人员，平时工作忙，不怎么喝水，总是喝饮料，特别喜欢喝冰可乐。第一次头晕，然后身体无力，去医院检查后发现是脑梗死，当时因为去得早，经过医生积极的治疗后，痊愈康复出院了。

医生叮嘱他不要喝饮料了，注意饮食，定期复查，但是很快他就把这些给忘了，继续大量喝饮料，不喝水。第二次出现了吞咽困难、浑身无力的现象，去医院检查发现是大面积的脑梗死，在ICU里积极地治疗后，命是保住了，但是落下了半身不遂。记住饮料里面含有大量的糖，会导致血管的变化，会导致血液黏稠，引起一些疾病。所以，一定要多喝水、少喝饮料、多运动。

99%的血栓没有症状，但是记住一个字可以减少血栓形成。血栓如果堵到了脑部会形成脑梗，堵到了心脏会引起心梗，堵到了肺部就会形成肺栓塞，严重者会危及生命。血栓分为动脉血栓和静脉血栓。很多年轻朋友觉得血栓跟我们没有关系，都是一些年老的人、有一些基础病的人容易得，其实这是一个误区。现在很多朋友长时间用电脑办公，或者在电脑上玩游戏，这是很危险的。

研究表明人在电脑前坐90分钟会导致膝关节的血流减少50%，从而增加血栓的风险。所以说防栓的这一个字，就是"动"，活动的动，活动起来，运动起来。

我们也可以练三个动作防止血栓，练起来。

第一个动作：坐在椅子上，把腿抬起来，脚尖勾，伸曲练习。

第二个动作：就像踩刹车一样，把脚放在地上，抬、踩，玩电脑的时候、看电视的时候都可以这样练，利用小腿肌肉压缩，来防止血栓形成。

第三个动作：就是骑自行车。

三个动作很简单，但是能防止血栓形成。血栓一旦形成了，有可能会危及生命。所以一定要多练习。

心脑急救谣言

不知道您有没有看到过很多的"救命帖",我相信当您看到的时候也会心存感激,感谢别人分享的同时也想分享给别人,希望通过自己的一次转发能帮助到更多的人。

但其中有些做法我个人觉得不太完善、不太稳妥,有些甚至是害人的!我在这里给大家说几个生活中流行的谣言,做个辟谣。

谣言一:心脏不适时捶自己。

50岁以上的爸爸妈妈们一定要记住,在睡眠时如果心脏病突发,剧烈的胸痛足以把人从沉睡中痛醒,捶自己的心脏是没有用的,应舌下含服硝酸甘油2片,或者阿司匹林3片(300毫克)嚼服,同时立刻联络急救中心,然后坐在椅子或沙发上静候援助,不可用力活动。

谣言二：心脏不适时，按压胳肢窝。

有人说，当心脏不舒服，或者看到有人倒地时，按压胳肢窝能救命。这样做是想让血流加速，加速回心血，从而冲开被堵塞的心脏血管，达到救人的目的。

这种方法大家千万不要信也不要去尝试，心脏不舒服，或者突发胸痛时，切记不可用力活动，应该保持一个平静的状态，不动、不用力；拨打120。

安静休息，去除诱因。选择安静的场所休息，避免活动或用力；排除情绪激动或劳动等诱发因素，消除病人心理上的恐慌感和焦虑感；不要随意搬动病人，减少心肌耗氧量。若是出现呼吸困难、无法平卧的病人，帮助他选取半卧位或坐位，帮助病人通畅呼吸；如发生血压下降或休克的现象，应取平卧位，保持患者处在舒适体位，做好保暖，这样可以缓解患者的不适感。

谣言三：足底放血急救脑出血。

有文章说在脑出血病人发病4小时内，用针在患者足底刺出黑血，这样可以将脑出血的后遗症出现概率降到最低。这个说法看似很有道理，但做法却是错误的。

遇到疑似脑出血病人时应第一时间拨打120急救电话；让患者处于侧面卧位，防止误吸呕吐物引发窒息；不要随意翻动病人。

谣言四：拍胳膊肘治疗心脏病。

心脏病是因为供应心脏血液的血管出现了狭窄甚至阻塞。拍胳膊肘不但不能解除狭窄和阻塞，还会因疼痛加速本已生病的心脏的跳动。正确方法是让患者坐着、靠着或躺着休息的同时拨打急救电话。切记患者不可用力活动。

外伤怎么办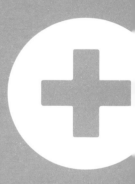

被人捅了一刀怎么办

被人捅了一刀怎么办？处理步骤如下：

1.不要拔刀，让刀插着堵住伤口。

2.拨打120。

3.等待救护人员，最好别动，移动容易加快血液流失。

不要拔刀，是因为这种行为很可能造成二次伤害，医生拔出凶器是在对该受伤区域的重要解剖结构（脏器、血管、神经）有了充分了解的前提下，有些比较棘手的情况还需要在手术室里进行处理。

正确的处理方法是呼叫救护车、保护伤者，在医务人员来之前尽量不要搬动伤者，也不要触碰凶器。如果你有一定的医学知识，可以于伤口近心端适当地绑扎止血，如果你没有，做到前两点即可。

如果捅得肠子都出来了该怎么办？当腹部受到撞击、刺伤时，腹腔内的器官如结肠、小肠脱出体外，这时不要将其压塞回腹腔内，而要采取特殊的方法进行包扎。先用大块的纱布覆盖在脱出的内脏上，再用纱布卷成保护圈，放在脱出的内脏周围，保护圈可用碗或皮带圈代替，再用三角巾包扎。伤员取仰卧位或半卧位，下肢屈曲，尽量不要咳嗽，严禁饮水进食。

简单地说，就是用容器扣住脱出腹腔的肠子，别吃别喝，赶紧去医院，千万别把肠子塞回腹腔。

头外伤的处理

　　头外伤是一种很常见的外伤。因为头皮的血运丰富，外伤后常常血流不止，碰到这种情况，大家该怎么办？

　　不要慌张，用棉布或者毛巾叠成小块按压住伤口，压迫止血。不要直接大面积地盖住伤口，有时因小动脉破裂出血，大面积的压盖并不能压住出血点达到止血效果。

　　不要往伤口上撒所谓的止血药粉，这样既达不到止血的效果，还增加医生清创难度，增大感染的概率。

　　创伤后，大部分伤者都会出现口渴的现象，但都不可让其饮水。

　　重大创伤致使伤者昏迷出现呕吐现象时，应让伤者平卧，头偏向一侧，清理口腔及呕吐物，防止误吸。

　　伤者头部外伤后出现耳鼻出血或血性液体（脑脊液）时，应把伤者头部偏向流出液一侧，让液体流出，切不可堵塞耳鼻。

　　根据伤情选择自行就诊或拨打急救电话120和999。

脑子就像豆腐一样，当用力去摇晃的时候有可能会出现损伤，遭受到暴力的损伤、磕伤、砸伤，还有一些摔伤，如果出现头晕、恶心、想吐或者精神状况不太好的情况，建议去医院照 CT，查清颅内有没有损伤。

坠落伤后要让医生多检查

急诊夜班那天，我被各种病人包围着，在奋战了四个小时后，终于看完了诊室里的最后一个病人。一看表已经晚上10点了，起身走出诊室，急诊楼道里依然人来人往。

我发现走廊的长椅上有两个中年男性，一个坐在椅子上低着头，另一个人蹲在地上，从他们的衣着打扮来看，很像农民工。两个人一声不吭，就那么默默地待着。

忽然我发现低着头的那个农民工耳朵里有少量血性液体。顿时我的心里一阵不安，脑子里闪过颅脑损伤引起的颅底骨折会伴有耳漏，流出物一般为血性液体的警示。

我立即拦住了他们俩："你们是怎么受伤的？"

"车祸，我们俩骑电动车被一个大货车撞了，还好躲得快，电动车都被压变形了。"

"头晕吗？"

"晕。"

"你呢？"我问另一个捂着腰的农民工。

"我腰疼。"他无力地回答。

这时候我意识到两个人有问题。内心告诉我，从他们的受伤机制和症状体征来看，我不能让他们走。

"你们老板呢？"我问道。

"老板走了。"

"你们两个不能走，必须要检查一下。"我挡到他们面前，坚决地说道。两个人仍然默不作声，互相看了看，然后看了看我。

"不用你们交钱，我给你们先办暂欠，开通绿色通道，我觉得你们两个必须要检查一下，钱的问题不用考虑。"当我说出这句话的时候，两个人点头同意了。我把他们带进了抢救室，向护士说明两人的伤情和症状，护士推来了平车，开通绿色通道，进行生命体征测量，两个人的生命体征均暂时平稳。然后安排护士带他们去检查了。

大概十分钟后，电话响起："快来放射科，刚才那两个农民工一个颅内大量出血，出现了意识障碍、浅昏迷、抽搐、躁动，另一个一侧的肾破了，腹腔有出血。"电话那头护士焦急地喊着。

两个人很快做完检查，被推回抢救室，那位耳朵有血性液体渗出的患者就是颅内损伤出血的患者，而那位捂着腰的农民工经检查为肾挫伤，肾周围血肿。

我联系了神经外科、泌尿外科，很快把两个人收入院。当天晚上，颅脑损伤的患者就上了手术台，经过六小时的手术治疗后转入 ICU 恢复。那位肾损伤的农民工，经过一个月的保守治疗，也保住了损伤那侧的肾脏。

每当我回想起这件事的时候，都不禁一阵后怕：如果当时我没多看那么一眼；如果我当时没有发现他耳朵里有血性液体渗出；如果当时就让他们那么离开了……那后果将不堪设想！

在急诊科工作的十余年里，看到了太多急危重症患者，也看到过许多无理取闹、大喊大叫的患者及家属，身为急诊科医生，我深刻地明白，那些默默不语的病人，更是我们需要重视的。

急诊就诊不分先后顺序，分诊护士或医生会决定患者的病情或伤情，给予是否优先就诊的判断。大家一定要打消这个误区，急诊科医生不会因为您没带钱而拒绝检查及治疗，当他们对病情进行评估并确定情况紧急，就会为患者开通绿色通道，绝不会因为金钱而耽误患者的检查及治疗，请您配合医生。

针灸扎破肺，如何进行气胸抢救

急诊白班那天，抢救室里来了一位老大爷，主诉胸闷、憋气。大爷说自己没有心脏病和肺病史，身体也很硬朗，这次憋气一天了，而且越来越重。对于这样的情况，内科医生首先要排除心脏的问题。

患者很瘦，坐在抢救室里的平车上大口大口地吸着氧，内科医生做着心电图，我继续询问病史，进行查体。患者双侧的呼吸音清，叩呈鼓音。在询问病史时获得的一个细节，让我觉得大爷这次的胸闷、憋气另有原因。

两天前，大爷在一个私人的中医诊所扎了针灸。患者长年有颈椎病，最近听老邻居介绍，有一位中医大夫用针灸治疗颈椎病效果特别好，于是两天前患者在一个小巷子里找到了这位中医大夫，进行了针灸治疗。

患者说这位中医大夫的针灸针很长而且很粗，和他平时在医院看到的不一样。开始他有点害怕，但是那位中医大夫信誓旦旦地说自己的针灸针和手法是祖传的，治愈了很多颈椎病患者。

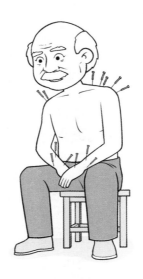

第一次治疗，患者回家后感觉背部针灸处很痒，家属掀开衣服发现竟然有一个针灸针没有拔。后来找到那位中医大夫才给拔了出来。我听了后觉得又可气又可笑。

据患者回忆，就是从那天拔针后感觉胸口发闷的。然后第二天又去做了一次，回家感觉胸闷得更厉害了，而且出现了憋气症状。然后就来到了急诊科。

通过家属描述的病史并结合查体，让我想到了一个疾病：气胸。经过胸片检查后确诊：双侧气胸（量大）。患者的病因一下子水落石出——扎针灸扎破了肺，引起了气胸。后来老人住院了，放置了"胸腔闭式引流"后症状才得以缓解。如果不及时治疗，老人会被憋死的。

气胸是什么？简单地说，每个人都有两个肺，肺就如同气球一样，吸进氧气呼出二氧化碳，肺一旦破了，气就跑到了胸腔里，随着胸腔里的气体逐渐增多，肺就会被压缩从而导致憋气、呼吸困难，最终引起死亡。气胸分为多种，但是在急诊科，最常见的有两种：自发性和外伤性气胸。

1.自发性气胸：多见于两类人群。年轻的男性（瘦、高），长期吸烟，这类人的气胸和先天的发育有关，简单地说，就是肺泡壁薄弱，容易破；老年人，大多有肺部疾病，伴有肺大泡，患者长期咳嗽，最终把肺泡咳破了，引起了气胸。

2.外伤性气胸：多由于外伤引起肋骨骨折，骨折断端刺破了肺引起的气胸。

其实上面的患者因为针灸导致气胸的例子并不是偶然的，我也曾接诊了一例，也是在不正规的个人诊所做治疗，注射器扎破了肺引起了气胸。

通过上面这个病例，我想提醒一下大家：

1.不要去外面那些不正规的私人诊所治疗，不要盲目听信他们的自吹自擂。他们的技术没有保障，消毒更没有保障。

2.戒烟、积极治疗肺部疾病是预防气胸的重要措施。

我们在为患者治疗时，要动作轻柔、注意技巧，减少"医源性损伤"。患者生病了不要盲目投医，乱使用偏方，应该去正规的医院听从医生的建议和治疗！特别是老年人，一定要远离那些小巷子里的"神医"！

受伤了，如何正确使用创可贴

苏州一家医院曾收治一位4岁女童，该女童左手中指的末节发黑，已经坏死多日，需要进行截肢手术，防止病情进一步恶化。令人大跌眼镜的是，女童手指坏死，只是因为受伤后，贴了张小小的创可贴，家长为防止布条松掉脱落，又在布条上用牛皮筋进行缠裹。由于处理不当，造成手指血液流通不畅，最终坏死。

创可贴是人们生活中最常用的一种外科用药，俗称"止血膏药"。创可贴主要由平布、胶布和吸水垫组成，具有止血、护创作用。

正确使用创可贴的注意事项

伤口长度不应超过创可贴的宽度。适用于切口整齐、清洁、表浅、较小而不需要缝合的切割伤。使用前，伤口先要经过消毒处理，应先仔细检查伤口内是否留有污物，如有不洁物或者异物，需用生理盐水将伤口清洗、擦干。

贴创可贴时应稍对伤口处进行加压，以起到压迫止血的作用。

注意伤口的保护，创伤局部少活动，不沾水，避免污染。不要经常用手捏压伤口，严防挤撞伤口，避免伤口裂开。

使用创可贴后，还要注意观察伤口变化情况，定期更换，防止伤口感染化脓。有人可能认为一个创可贴可以贴好几天，但实际上贴的时间不能超过12小时。创可贴要经常换。出现伤口疼痛加重，或有分泌物渗出时，应及时打开检查；若发现伤口有红肿、渗液等感染现象，应停止使用创可贴，并及时去医院诊治。

什么伤口不可以用创可贴

1.小而深的伤口：如脚底被钉子扎伤，如果不彻底清创，会利于厌氧菌的滋生，导致感染或者破伤风。

2.感染的伤口：如疖子、脓包。

3.动物咬伤：这种伤口需要用肥皂水反复冲洗，然后暴露伤口。

4.烧伤、烫伤的伤口：这种伤口一般创面比较大，不适合使用创可贴，使用创可贴时有可能导致或者加重其感染。

5.轻微的表皮擦伤：用医用酒精或碘伏擦拭后暴露伤口即可。

6.伤口不干净或者有异物：使用创可贴会加重感染或者导致异物的残留。

特别注意：

创可贴使用时不可缠得太紧，特别是手指和脚趾，缠得太紧有利于厌氧菌的滋生，会加大感染和患破伤风的概率；也不要环状包扎，手指和脚趾的动脉在其两侧，缠得过紧会导致血液循环不通畅，轻者伤口处肿胀，严重者可能导致指（趾）末端坏死而截肢。

受伤了，我们赶紧用创可贴贴在伤口上，防止"招风"——大家错误地认为破伤风是"招风"引起的。破伤风是个菌——破伤风梭菌，而不是"风"。

止血方法各不同

　　我诊室里来过一个孩子，前臂挫伤了，家长就往他挫伤的创面上撒了很多所谓的止血药粉，这种止血方法是错误的。

　　为什么？第一，止血药粉并不是无菌的，大家可能看多了武侠小说，撒一些金创药、止血药就能立刻止血，这是错误的；第二，止血药粉撒在伤口上面之后会增大感染概率，不利于医生观察创面。如果一个经过如此处理的受伤的孩子来到诊室里，我会用大量的双氧水、盐水去冲洗这个止血粉，当时孩子是很疼的，冲洗干净之后我才能观察到他的创面、伤口是什么情况，然后再进行消毒处理。外伤之后，如果出血了，压住或者摁住就可以，不要去撒一些所谓的止血药粉。

　　还有一种出血，医生通常要求你不能去止血，如果你非要去止血的话，可能会加重伤情，严重者危及生命！有一天急诊白班，抢救室里来了一个坠落伤的小伙子，他是个工人，在装修的时候，不小心从高处坠落下来，摔伤了头部。被工友送到抢救室里的时候，患者已经进入了浅昏迷，工友一直催促医护人员，赶紧为他治病。

看到这个伤者的时候，我的第一反应是他肯定伤到了头部，因为他头上的血还在慢慢地往外流。我快速地用纱布加压包扎，为其止血，但这时我忽然发现小伙子的一侧耳朵眼儿里塞着卫生纸，卫生纸已经被血浸成了红色。我赶紧把纸从他耳朵眼儿里拿出来。

这时候出于医生的本能反应，我瞬间就愤怒了，冲着他的工友吼道："这是谁给他塞的卫生纸，你们知不知道这样会要了他的命的！"几个工友一看都是很老实的人，很迷茫地看着我，不知道为什么我会对他们的做法如此愤怒。

这个时候我也平复了一下自己的心情："不对，你这样做很不对！因为他伤到的是头部，你看他现在已经浅昏迷了，我们初步判断耳朵流血是因为颅底骨折导致的，如果堵住流出来的血，会加重他的病情，危及生命。"我边说着边让护士为他开通绿色通道、输液、监护、吸氧，并且赶紧去照个头部CT。

CT结果和我初步料想的一样——硬膜下血肿、颅底骨折。

当伤及头部的时候，出现了耳朵眼儿里流血，这个是颅底的骨折，我们是不能去止血的。

颅脑损伤后，有可能内里存在颅底骨折：

前颅窝的骨折，常常表现为熊猫眼；

中颅窝的骨折，表现为耳漏，也就是耳朵眼儿流血；

后颅窝的骨折，表现为乳突区（耳后）的瘀斑。

所以当头部受伤出现耳朵眼儿流血的情况时，我们要初步考虑耳漏。这个时候是不能止血的，因为当颅内损伤时，止血会导致颅内压升高。颅底骨折导致的耳朵眼儿出血，会有助于缓解颅内压升高，如果堵住了耳朵眼儿，一方面会增加其颅内压，另一方面还会导致其颅内感染。

当头部受伤后，出现耳朵眼儿流血或者鼻子往外流一些淡黄色的液体，我们是不能堵的，我们应该让患者流出的血液或者黄色液体（也就是我们所说的脑脊液）继续流出。当然要及时就医，在就医之前，患者也不应当喝水或者吃东西。

另外，有些品牌的化妆品、牙膏含有止血药氨甲环酸。氨甲环酸在临床上的应用还是比较常见的，主要作用是止血，可以外用也可以静脉滴入。在牙膏里加入氨甲环酸可以止血，对于止血这点我觉得是没问题的，但是牙龈出血是症状而不是疾病，导致牙龈出血的原因很多，一般分为局部原因和全身原因。

局部原因引起的牙龈出血常见于牙龈炎或牙周炎病人，牙龈增生也可引起牙龈局部出血。全身原因是由全身性疾病所引起的，这类牙龈出血往往是全身性疾病的危险信号之一，比如血友病、出血性紫癜、血小板减少等。还有一些全身性疾病的后期，能引起凝血机能低下或严重贫血，也可能出现牙龈出血的症状，如肝硬化、脾机能亢进、肾炎、播散性红斑狼疮等。牙龈出血还是坏血病的一个突出症状。

　　牙龈反复出血，会提醒我们去医院看病就诊，治疗局部的疾病和排除全身性疾病，而牙膏内含有止血药，掩盖了牙龈出血的症状，隐藏了危险信号。

放风筝，如何避开"隐形刀，夺命线"

急诊白班那天，诊室里来了一对父子，父亲用湿纸巾压住手上的伤口，孩子跟在后面手里拿着一只风筝。

"您好，手伤到了吗？"我边准备查看伤口边询问。

"嗯，被风筝线切伤的，真没想到，这风筝线力度这么大。"男子抱怨着。

伤口很齐、很深，像被锋利的刀子划过一般，后来该男子在急诊手术室里检查后住院做进一步治疗了。

周末到了，带上家人孩子去公园里放风筝确实是一件很惬意的事情，但是伤害也潜伏在我们身边。风筝线因为不易被发现，容易发生割伤、勒伤事件，绷紧的风筝线不仅锋利如刀，而且拉力也能达到近一千牛顿。轻者被风筝线刮伤眼睛、勒住脖子，需要去医院缝针，严重者可导致死亡。

风筝线越细、越强韧，越危险。风筝线本身很细，放线或者收线的过程，当施力作用在物体上，压强就会很大，与"绳锯木断"的原理相同。如果是高速运动的物体与风筝线相撞，那么就会产生较强的破坏作用。

放风筝注意事项

1. 戴手套。遇强风时不要徒手扯线。遇意外应马上剪断风筝线。有经验的风筝老手建议放风筝时随身携带一个打火机或小剪刀，一旦出现紧急情况，立即烧断或割断风筝线。

2. 避免伤人。放风筝时，遇到行人和车辆一定要避让。如发现风筝往下落控制不住时，一定不要绷紧线，而要放线，让风筝慢慢下落，避免伤到行人。

3. 儿童应选用较粗的带颜色的风筝线。儿童放风筝应在家长陪同下进行。儿童放风筝时一定要戴手套，风力大时更要特别当心。

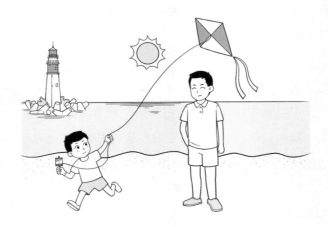

4.选择开阔、人少之地。在选择地点时要选择开阔、人少的地方，远离道路、电力线路。比较适宜的地点是海边和野外，像体育基地、海滩等地方。另外，也要尽量远离有高大树木的地方，以免风筝挂在树上。当风筝坠落到马路等车来车往的地方时，一定要赶紧将风筝线剪断，避免风筝线被车轮带起，割伤自己或他人。

5.如果不幸被风筝线割伤，用力压迫伤口止血，抬高患肢，到医院就诊。

扭伤不要急着去正骨

几天前，我给一位患者换药。患者是位老年女性，脑梗死后遗症，常年卧床，左踝关节皮肤破溃，伴有大量的脓液渗出，被厚厚的纱布包裹着。这样的换药我基本每天都会遇到。

有一种病叫压疮，也称褥疮，是长期卧床的老年人易发的一种疾病。我本以为这位老太太也是因为褥疮才需要换药的。

但当我掀开老人的被子时，看到老人的小腿肌肉已经严重萎缩，粗细和正常人的手臂差不多，而且很明显地看到创伤引起的踝关节畸形、踝关节和足背高度肿胀，轻轻地托起患肢有明显的骨擦感（骨擦感是骨折的一种表现）。

家属解释道："我老母亲前段时间不小心从床上掉下来，把脚踝崴了，可能是骨折了，我们去了一个私人的正骨诊所为老太太'正骨'。'正骨'后那个正骨师给打上了石膏，石膏打了两周，把石膏拆下来之后发现老太太的脚踝骨折处并没有好转，反而皮肤有一些破溃，当时我们也没有太在意。因为我们年纪也大了，老太太被送到了当地的一家养老院。后来，养老院的工作人员发现老人脚踝的皮肤破溃更严重了，并且有脓液不停地往外流，我们这才带老太太来医院。"

我请来了上级医师帮忙一起处理。经过两人20分钟的换药，最后给患者家属下了结论：老太太的踝关节已经感染，感染很严重，已发展为"骨髓炎"，有大量的脓性分泌物，可以判断老太太的踝关节为粉碎性骨折，加之老人患有糖尿病，单纯换药根本无法控制感染，很有可能需要截肢。

私人的正骨诊所没有X线检查，不能诊断受伤部位是否有骨折以及骨折的具体情况。当老太太受伤后，本来很严重的骨折经过所谓的"正骨师"再次正骨，导致骨折更加严重，之后的固定也不正确，可能石膏卡压在了关节处，加之老人肌肉萎缩、患糖尿病、营养差而导致了皮肤的破溃。破溃后因为老人长期卧床，破溃的皮肤形成了"压疮"，感染至骨折处引起坏死和骨髓炎。如果老人伤后第一时间来医院，结果肯定不会这么糟。

当受伤后，如扭伤、摔伤等，第一时间绝对不可以揉、不可热敷，建议大家去医院进行正规的检查，听从医生的建议治疗。不要盲目地相信一些所谓的祖传正骨、中医正骨，不要找私人诊所在未做影像学检查的情况下去实施手法复位、正骨。

踝关节是最容易扭伤的部位，扭伤后，受伤部位难以活动，感觉周围的肌肉疼痛，关节处可能会肿胀，皮肤表面产生瘀血，不能负重行走。

踝关节扭伤急救措施

- 立即停止运动，以防加重伤情；
- 用毛巾包裹冰袋或用冰镇矿泉水冰敷扭伤位置，以减轻肿胀和疼痛，注意不要热敷；
- 如果是不太严重的外侧踝关节扭伤，平卧休息的时候在受伤的脚下垫个枕头，以缓解充血和肿胀；
- 如果非常疼痛，可咨询医生使用止痛药；
- 严重的扭伤可能导致骨折，应尽快就医，请医生进行处理。

崴脚怎么办？崴脚后，脚脖子肿胀疼痛，不能揉，不能"烫"，抬高患肢，前三天用凉毛巾外敷，收缩血管消肿；三天后用温毛巾外敷，舒张血管消肿。当然在这之前，最好先去医院拍个片子看看骨头。

再来说下压疮。压疮又称压力性溃疡、褥疮，是由于局部组织长期受压，发生持续缺血、缺氧、营养不良而致组织溃烂坏死。据有关文献报道，我国每年约有6万人死于压疮的并发症。压疮多出现在截瘫、慢性消耗性疾患、大面积烧伤及深度昏迷等长期卧床患者身上，多发生于无肌肉包裹或肌肉层较薄、缺乏脂肪组织保护又经常受压的骨隆突处。如多发于骶骨、坐骨结节等骨隆突处。

压疮早期皮肤发红，采取翻身、减压等措施后可好转。当皮肤出现浅表溃烂、溃疡、渗出液多时就应及时到医院接受治疗。

对于长期卧床的患者应注意做到五勤：勤翻身、勤擦洗、勤整理、勤检查、勤陪护。

破伤风，让伤痛随风而去

生活和工作中经常碰到这样的做法：孩子头磕破了，爷爷奶奶用围巾捂住伤口，给孩子戴上厚厚的帽子，怕伤口着风被风吹而患上破伤风。

破伤风真的怕风吗？当然不是。每次听到这种说法，我都努力忍住不笑出来。破伤风到底是个什么"鬼"？

破伤风是个菌——破伤风梭菌，而不是"风"。破伤风是破伤风梭菌经由皮肤或黏膜伤口侵入人体，在缺氧环境下生长繁殖，产生毒素而引起肌痉挛的一种特异性感染。家畜和人的粪便中均含菌，随粪便排出体外后，以芽孢状态分布于自然界，尤以土壤中为常见，在土壤中可生存数年之久。

此菌对环境有很强的抗力，能耐煮沸15～90分钟，这家伙是个狠角色。如果伤口外口较小，伤口内有坏死组织、血块充塞，或填塞过紧、局部缺血等，就形成了一个适合该菌生长繁殖的缺氧环境。如果同时存在需氧菌感染，后者将消耗伤口内残留的氧气，使本病更易于发生。

破伤风主要是运动神经系统脱抑制的表现，包括肌强直和肌痉挛。通常最先受影响的肌群是咀嚼肌，随后顺序为面部表情肌、颈、背、腹、四肢肌，最后为膈肌：

嘴"苦笑"（面肌痉挛）；

喉头阻塞、吞咽困难、呛咳（咽肌痉挛）；

通气困难、呼吸骤停（呼吸肌和膈肌痉挛）；

尿潴留（膀胱括约肌痉挛）。

强烈的肌痉挛，可使肌断裂，甚至发生骨折，最严重的结果是死亡。

目前对破伤风的认识是防重于治，破伤风是可以预防的。措施包括注射破伤风类毒素主动免疫，正确处理伤口，以及在伤后采用被动免疫预防发病。

什么情况需要打破伤风针？各种创伤（包括动物咬伤，当然也包括被人咬伤）；新生儿；烧伤、烫伤；不洁手术及医疗操作；吸毒人员等。

破伤风针分两种

1.破伤风抗毒素：需做皮试。由于批号不同，每次注射破伤风抗毒素之前均需做皮试，并不是注射过一次后终生免疫。

2.破伤风免疫球蛋白：不需要皮试，直接注射。

什么时候打破伤风针？越快越好，24小时内打一针，超过24小时打2针（加强）。

谈到破伤风，我要跟广大男性说说鱼钩的问题。我有一个盒子，里面装满了我取出的各种型号的鱼钩。钓鱼的季节到了，钓鱼时自己小心的同时也要小心"猪队友"。如果被鱼钩伤到了，鱼钩有倒刺，自己不可盲目暴力取出，取出后需要及时注射破伤风针。

猫、狗咬伤怎么办

白班那天，诊室里来了一位大爷，身穿朴素的蓝褂子，肩上斜挎着一个帆布书包。大爷有点不好意思，很礼貌地对我说："大夫，麻烦您给我看一下。"然后大爷露出了胳膊。

"哦，您这是烫伤了吧？大概多久了？"看过创面后，我问大爷。

大爷支支吾吾地回答："大夫，不怕您笑话，我这个不是水烫的，唉，是偏方弄的。"我心里顿时产生了疑惑，继续听大爷诉说着，"昨天胳膊让自己家的狗抓了一下，就一道红印，没有出血，想着没事但又不放心，就去找村里的乡医看了看，他给我出了个偏方：把大蒜捣碎后敷在伤口上，然后用纱布缠紧就行了。我回家按照这个方法做，夜里我就觉得敷蒜泥处火烧火燎地疼，忍了一宿，早上实在受不了了，打开一看就这样了。我找到乡医，他说这是我上的蒜泥太多给烧的，把水疱挑了，然后抹点牙膏就行了。我不放心就赶紧来医院了。"

听着大爷的讲述，看着大爷烧伤的创面，我心里又好笑又可气。这害人的偏方啊，一个接一个的伪科学。还好大爷能及时就诊，没有再听信村里的那个乡医。

户外草地撒野，小心蜱虫

我曾在诊室里接诊了一位患者，年轻男性，下肢被毒虫咬伤，咬伤后就诊于北京304医院，然后来我院要求换药及对症治疗。

打开伤口敷药的那一刻我惊呆了，被毒虫叮咬的小腿肿得像大腿一样粗，伤口处皮肤溃烂，中央发黑，创面皮肤温度明显高于正常皮肤。

"怎么弄的啊？"我吃惊地问他。"唉，和孩子在公园玩，孩子把球踢进了草丛，我在草丛中捡球的时候觉得小腿被咬了一下，也没在意，以为就是被蚊子咬了。回家后，被咬的伤口肿得厉害，还有淡黄的液体渗出，就赶紧去附近的医院，但是医生告诉我，我的咬伤很重，要去304医院看毒虫咬伤科。我在304医院住院一周了，现在比之前好多了。"年轻小伙子很无奈地回答我。

"什么虫子这么厉害啊？"

"304医院的医生说是'蜱虫'，也就是咱们说的草扒子。真没想到就一个小虫子毒性这么大，我的主治医生告诉我，还好我来得及时，再晚可能腿都要保不住了，要截肢，更严重的话，能要命。"

蜱（拼音：pí，音同"皮"），也叫壁虱、鳌吃，俗称草扒子、狗鳌、草别子、牛虱、草蜱虫、狗豆子、牛鳌子，在四川方言中，又叫逼煞，是一种体形极小的节肢动物门蛛形纲蜱螨亚纲蜱总科的寄生动物。不吸血时，米粒大小；吸饱血液后，有指甲盖大。

蜱的幼虫、若虫、雌雄成虫都吸血，宿主包括陆生哺乳类、鸟类、爬行类和两栖类，在森林、灌木丛、草原中也多见。

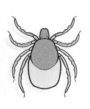

吸血前的蜱虫

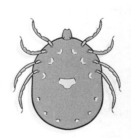

吸血后的蜱虫

不必谈"蜱"色变，并不是每一只蜱虫都携带毒素。夏季是蜱虫伤人的高发期，当人经过草丛、山林、灌木丛时，蜱虫会附着在人的体表，叮咬吸血，如不及时处理可能会引发蜱虫病，严重的会导致死亡。

蜱虫叮咬人后，一般可在被咬处发现蜱虫或其部分断端，中毒后大多起病急而重，主要症状为局部肿痛、硬结、破溃、发热，伴全身不适、头痛、乏力、肌肉酸痛，以及恶心、呕吐、腹泻、厌食、精神萎靡等。严重时会侵染人的末梢血中性粒细胞，引起发热伴白细胞、血小板减少和多脏器功能损害。

一旦被蜱虫叮咬千万不可用手强拔，因为蜱虫的针刺是钩状的，蜱虫掉到人身上后会往皮下钻，借助头部钻入皮肤。蜱叮咬人后先会散发一种麻醉物质，再将头埋在皮肤内吸血，同时它会分泌一种对人体有害的物质。

民间还有诸如用火烧蜱虫屁股等方法，均不可取，正确的方法是：

1.被虫子咬不能立刻打死虫子，应该试着把它吹走。

2.赶紧找到最近的正规医院，医生会在叮咬处消毒后进行局部麻醉，麻醉起效后才可用镊子将蜱虫去除，手术切除受伤皮肤（注意，蜱虫口器里的倒刺不能留在体内）。

3.注射相应的抗病毒药物，在度过潜伏期之后，若身体不适还应及时就医。

如何预防蜱虫叮咬

- 应尽量避免在蜱类主要栖息地如草地、树林等环境中长时间坐卧；
- 如需进入此类地区，应注意做好个人防护，穿长袖衣服，不要穿凉鞋；
- 必须在野外作业或露营时，衣服和帐篷等露营装备可用杀虫剂浸泡；
- 避免家中的爱犬去草丛，并经常给其洗澡。

如何保护
内脏、肛肠

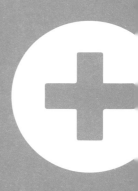

疼起来想撞墙的结石如何预防

据统计，我国有6万多人患有肾结石，大概2300个人里就有一位肾结石患者。肾结石是因一些晶体物质（如钙、草酸、尿酸、胱氨酸等）在肾脏的异常聚积所致，为泌尿系统的常见病、多发病，男性发病多于女性，多发生于青壮年。

结石患者有一些共同点：喝水少、久坐。出租车司机就是高发人群，一天大部分时间都是坐在车里，不敢多喝水，怕去厕所的时候找不到停车位。高温的夏季是结石的高发季节，随着天气变热，人体大量出汗，不及时补充水分会使得尿液结晶沉淀，形成结石。

结石形成的原因

1.草酸积存过多：体内草酸的大量积存是导致肾结石的因素之一。如菠菜、豆类、葡萄、可可、茶叶、橘子、番茄、土豆、李子、竹笋等这些人们普遍爱吃的东西，正是草酸含量较高的食物。

2.嘌呤代谢失常：动物内脏、海产食品、花生、豆角、菠菜等，均含有较多的嘌呤成分。嘌呤进入体内后，要进行新陈代谢，它代谢的最终产物是尿酸。尿酸可促使尿中草酸盐沉淀。

3.反复发作的泌尿系感染：感染的炎性复合物容易与钙等物质结合形成结石。

4.尿路梗阻：尿路梗阻后，一是梗阻处的尿液中草酸及钙的浓度较高，容易结合形成结石；二是尿路梗阻易发生尿路感染，也容易形成结石。

5.甲状旁腺功能亢进：会导致高钙结石。

6.药物因素：很多药物可以导致肾脏结石，包括抗结核的药物。

7.饮水少：天热多汗，或者平时饮水较少致尿量较少，各种成分在尿液中浓度升高而形成结石。饮水少、尿量少，这才是普通人易发生结石而且易被忽略的原因。

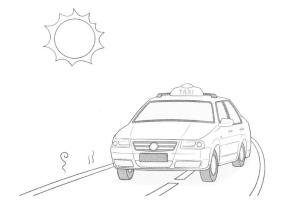

现在人们的生活水平高了，总是购买一些补钙的保健品，甚至是药品。其实吃了那么多所谓的钙片，大部分是不能被吸收的，最后随尿液沉积形成结石。因为结石的主要成分就是钙。之前有过一篇报道，因为过度补钙，5岁的孩子肾上长了个直径2厘米的大结石。有些结石呈隐匿性，我见过一个20多岁的小伙子，以前根本没有症状，却因为结石导致严重肾积水，肾皮质薄得像纸一样，导致丧失功能而切了一侧的肾。所以，每年一次的泌尿系B超体检很有必要。

输尿管结石的疼痛，得过的人知道，那种疼——要命地疼，疼得打滚，疼得想撞墙。有时候左侧腰疼带着肩膀疼，疼得冒大汗；出现心慌憋气症状时更要小心，特别是有既往心脏病史的患者，一定要提防心梗，这个时候应该保持静止、放松，拨打急救电话，等待医护人员，切不可自行活动、用力，以防出现严重后果。

如何初步判断自己是否得了输尿管结石？输尿管结石一般有如下症状：

1.突发腰部疼痛伴腹痛（多在运动后，也发生在熟睡时）。

2.疼痛十分剧烈，让人辗转反侧、坐立不安，最厉害的时候有一种想打滚、想撞墙的冲动，疼起来额头冒汗。

3.腹部发胀。

4.下腹坠痛。

5.恶心但吐不出来。

6.想大便但排不出来。

7.睾丸撕扯样地疼痛。

8.腰疼得如同要折了一般，直不起来。

9.排尿不畅，排出的尿液颜色像深茶水。

10.突然疼起来，疼得要命，突然就一点都不疼了，之前的剧痛如同装的一样。

如何预防结石

- 定期体检；

- 多饮水：避免过多饮用浓茶、咖啡等饮料；

- 多运动：如跳绳；

- 合理膳食：避免过多摄入高蛋白、高嘌呤和高钙食物；

- 治疗原发病：对于病理性因素所导致的尿路结石，还应积极治疗原发病。

十人九痔，难言之隐如何预防

不少得过痔疮的人家里可能都常备外洗药，药盒上用醒目的红字标明"肛门熏洗，严禁口服"。我曾看到一个报道，赤峰市的赵先生几天前因为身体不适，拿起桌子上的一袋药就喝了下去，由于药的包装袋和他平时服用的药很相似就没注意，可过了一会儿赵先生感觉不对劲了。当赵先生来到医院时，几乎失去了知觉。经过抢救，赵先生终于脱离生命危险。经过几天的治疗，赵先生康复出院，险些丧命的起因就是把治疗痔疮的外敷药内服了。

所以，家里的药品一定要分类放好，吃药之前仔细阅读说明书，了解清楚用药禁忌，一旦发生错服或误服药物的情况，千万要及时就医。特别是家里的老人，服用的药种类多且杂，加之老年人视力和记忆力减退，容易出现误服或者超剂量服用药物的情况。

再说回痔疮，这是很多朋友的难言之隐。

前几天和朋友一起吃饭，他说得了痔疮，不能喝酒、不能吃辣，想治治。我本想推荐几个技术不错的肛肠科大夫，还没等我开口，他就问我：你认识哪里有割嘴唇治痔疮的不？

听到这话，我差点儿没一口水呛死过去！这个偏方我以前也听人说过，听他这么一提，我还真想学学。回家打开电脑网上一搜，厉害了，还真有！割嘴唇治痔疮、贴肚脐治痔疮、扎针放血法治痔疮等，想想那些研究治疗痔疮几十年的大夫得多惭愧，这么好的治疗方法，你们怎么就不知道呢？

正常情况下，一个人体内总的血量约为体重的8%。若体重为100斤，则血量为8斤，即4公斤，合体积为4000毫升。打针最常用的注射器为5毫升，一瓶燕京啤酒500毫升，"割嘴唇""放血"得放多少血，才能使得痔疮的血回缩？

人是直立行走的动物，人体内有3条静脉丛，最下面的为"直肠肛管静脉丛"，因为位置低，加上一些外因，如便秘、咳嗽、妊娠等，致使腹压增高引起血管的扩张形成痔疮。有些痔疮是可以自行变小或消退的，但有一部分因为发病部位、痔本身的大小和性质是需要治疗的，最终的治疗方法就是手术。

痔疮常因便秘、排便用力过度、抬举重物、用力咳嗽、分娩等使痔下静脉丛破裂出血和血栓形成。

十人九痔，痔是一种最常见的肛肠疾病，任何年龄都会出现。痔分三种：

1.内痔：内痔的表现是无痛性地便血，排大便的时候并不疼，但是大便会伴随着一些鲜血，一滴一滴地往外流。出血量不大的情况下，可以不管，但是如果出血多，建议手术。

2.外痔：疼痛，一般不出血，就是肛门处长了一个小揪揪，这是血栓性外痔，会比较疼。

不良排便习惯，如蹲厕过频、时间过久等，容易引起外痔，持续腹压增高、妊娠、前列腺肥大也是造成外痔的原因。其他原因，如高血压、肝硬化、动脉硬化、肛门直肠慢性炎症等也容易形成外痔；不良体位、过度疲劳，如久坐、久站、久蹲、久行等，也是外痔形成的原因。

疼的时候怎么办？可以温水坐浴。找一脸盆放进温水，坐在上面温水坐浴，然后用手慢慢地把它送回去。每天泡两到三次，每一次5分钟就可以明显地缓解痔疮。一般用完这种方法，70%～80%的人就可以不用做手术了，就可以好转。有痔疮的朋友一定要注意，避免长期坐在马桶上玩手机，否则痔疮会加重。

3.混合痔，同时存在内痔和外痔。

我有一个病人是一个19岁的小姑娘，主诉就是胸闷、心前区不适，追问病史，她否认有别的病。查了心脏，检查结果都正常。但是我看她脸色比较苍白，查了血，血红蛋白显示只有6.8克，有贫血症状。再追问她的病史，她还是否认自己有别的病。后来我问她有没有一些妇科病，比如每次来的月经量过多，她都否认。最后她很不好意思地告诉我，她有痔疮，这一个月痔疮反复出血，是反复的慢性失血导致的贫血，引起心前区不适。所以大家看病，第一，千万不要隐瞒自己的病史；第二，如果反复出血，一定要及时去医院看看是不是需要手术，以防引起更严重的后果。

当然对于痔疮的治疗有很多办法。根据不同的原理有不同的治疗手段。目前比较流行的是肛垫下移学说，依据这样的原理，就可以通过肠镜下痔疮硬化剂注射和套扎痔核的办法治疗3期以内的痔疮，不需要手术破坏肛门结构，又免去了术后换药的痛苦。门诊就可以完成，效果非常好。

有的朋友怕自己是直肠癌。肠癌的表现是身体消瘦，便血，便的是黑色的大便，而且形状改变，次数增多，这个是癌症跟痔疮的区别。大家不要太恐慌、太害怕。

直肠穿孔和排便困难

消化道穿孔是普外科的常见急腹症之一，多数需急诊手术探查治疗。因为消化道涉及范围广，而致穿孔原因繁多，手术治疗的方式选择和术前准备并不相同。如果术前能明确具体病因及具体穿孔部位，有的放矢地准备手术，则能更好地提高抢救成功率和改善预后。

作为青年外科医生，在接收消化道穿孔的患者时，首先想到的大都是溃疡穿孔、肿瘤穿孔等，而直肠异物导致的直肠穿孔却并非不罕见，青年医生往往会由于经验不足及缺乏对该种情况的认识而忽略，有可能延误治疗。所以，我们应该提高对该病的认识和重视程度，避免漏诊和误诊。

在急诊工作中，我发现太多的老年人因为大便干燥，排便困难，自行用筷子、勺子挖大便的情况，这种做法很危险，很有可能会捅破直肠，面临手术。

当然也少不了一些从肛门塞进去的各种奇葩的东西，有一个关于筷子引发生命危机的故事：那天急诊送来一名疑似肠梗阻的老年男性患者，我科值班的白大夫仔细询问了病史，查体并分析了患者的化验检查结果。虽然患者有肠梗阻——痛、吐、胀、闭——的临床表现，腹平片也可以见到液气平面，但白大夫分析，患者有休克的早期表现，腹膜炎很严重，范围波及全腹，腹痛的性质和查体的表现与腹平片的表现有些不符，会不会是消化道穿孔？患者因为有智力障碍，无法提供更详细的病史。

白大夫进一步做了直肠指诊，结果让人震惊，直肠内可触及条形质硬异物，术前准备后，通过进行急诊剖腹探查，证实了术前的判断。患者被筷子扎破了直肠，腹腔污染很严重，如果再晚点手术，后果不堪设想。

近一年，我普外科已累计收治了4名类似的急诊患者，其数量甚至高于肿瘤所致的消化道穿孔，可见，类似情况虽然听起来新奇，却并不罕见。这些异物的类型以及为何会进入胃肠道，却匪夷所思，远远超乎你的想象！

一支圆珠笔，从肛门进入；

一支钢笔，经口进入，不慎吞下，该患者是一名2岁多的幼儿；

据说能够治疗高血压的手镯，由于具有磁性，手镯在肠道中因吸力而聚集成块，造成肠梗阻；

长长的毛线针，从肛门进入；

经口吞下的餐刀；

玻璃杯，经肛门进入；

经口吞入大量钉子，这位患者明显有问题，正常人没胆量干出这事；

电灯泡，经肛门进入，这只100瓦的电灯泡，取出后还能点亮；

除此之外，还有黄鳝、擀面杖、火腿肠……

这样的病例还有很多很多，当您在震惊的同时有没有想过这些患者的痛苦，以及他（她）们为什么要这样做。我在急诊科的工作中遇到过很多直肠有异物的患者，其中以老年男性居多，特别是独居的单身老人。肛门在肌肉松弛的情况下可以扩张到4指的宽度，但是当异物进入后，随着疼痛的刺激和肛门括约肌的收缩便会导致异物难以拿出。有的老人觉得空虚，所以通过这种方法自慰而得到满足感。我们不要去歧视这类人，他们在试图用这种方式去填补自己的空虚，但是我们也可以试着改变他们，多些关怀与陪伴，多些帮助与关心，鼓励他们发展一些别的爱好，如下棋、钓鱼、旅行等。

还有一个原因就是排便困难。患者往往自行去试着抠除肛门处干硬的大便，去抠、去剜，这样的病人很多。

大便干燥、排便困难，主要有两大危害

1.致癌。大便干燥、排便困难是因为大便在肠道里停留的时间长，大便中的水分被肠道所吸收。肠道不仅是消化器官，同时也是人体的一道保护屏障，干硬的大便反复摩擦肠道可导致肠黏膜的脱落、损伤和病变，这也是现在直肠癌持续高发的一个重要原因。

2.猝死。大便干燥、排便困难是很多疾病突发的一大诱因，特别是中老年人，在如厕大便时，用力过度极易诱发心脑血管病，这就是"很多人死在马桶上"的原因。

如何预防大便干燥

1.合理的饮食：少吃辛辣和刺激性的食物，多吃清淡食物，多喝水、多吃水果和蔬菜。

2.适当运动：特别是老年人，可根据自身情况选择一些有氧运动，增加肠道的蠕动，增强消化道的消化能力。

3.及时排便、规律排便：有便就要排，减少大便在肠道里存留的时间、减少肠道对大便内水分的过度吸收。每天按时规律地排便。

4.腹部按摩：特别是针对长期卧床的老年人，用除拇指外的其余4指平放在肚脐正上方，从右到左"回"字形按摩。时长一般10分钟，配合呼吸、力度适中。

如果出现排便困难的情况，可先在家里用温水坐泡肛门处，软化大便，再配合使用外用通便药。如果大便仍不排出，建议去医院灌肠及进一步诊疗，切勿自行暴力通便！

目前世界上最前沿的治疗便秘的办法就是依据肠道菌群学说衍生出的"肠道菌群移植"技术。通过移植健康人肠道的菌群，彻底改善患者肠道的微生态环境，从而治愈便秘。国内也有很多医院已经开展，并有大量的研究和文献支持。

上消化道穿孔的症状和检查

上消化道是指口腔到十二指肠，上消化道穿孔好发于胃和十二指肠球部前壁，发病原因多与溃疡有关。由于溃疡不断加深，穿透肌层、浆膜层，最后穿透胃或十二指肠壁而发生穿孔。

上消化道穿孔多见于有长期胃病史和胃溃疡、十二指肠溃疡者，也见于长期口服止疼药者，患者一般身体消瘦。原因是溃疡不断侵犯、腐蚀胃的肌层和浆膜层，最后导致胃或十二指肠"漏"了，胃液和食物从"漏"处的空洞流到了肚子里（腹腔）。

胃穿孔是溃疡患者最严重的并发症之一。胃穿孔主要是暴饮暴食所致，暴饮暴食能引起胃酸和胃蛋白酶增加，从而很容易诱发胃穿孔。胃穿孔治疗不及时可致死亡。

胃液和食物刺激引起剧烈疼痛，随着流入腹腔的胃液和食物增多，表现出突发上腹剧烈疼痛，疼痛很快扩散到全腹。整个肚子都疼，疼得不能碰。

上消化道穿孔都有哪些发病症状呢？

1.腹痛

突然发生剧烈腹痛是上消化道穿孔最初、最经常和最重要的症状。疼痛最初开始于上腹部或穿孔的部位，常呈刀割或烧灼样痛，一般为持续性，但也有阵发性加重者。疼痛很快扩散至全腹部，可扩散到肩部呈刺痛或酸痛感觉。

2.休克症状

穿孔初期，患者常有一定程度的休克症状，病情发展至细菌性腹膜炎和肠麻痹。病人可出现中毒性休克现象。

3.恶心、呕吐

约半数病人恶心、呕吐，但并不剧烈，肠麻痹时呕吐加重，同时有腹胀、便秘等症状。

如何对上消化道穿孔进行检查？

1.体格检查：全腹压痛、反跳痛、肌紧张、板状腹（肚子像一块木板一样）、肝浊音区缩小或消失。

2.腹腔穿刺抽出脓性液体。

3.X线、B超、CT检查，确诊疾病。

影像学检查可见膈下游离气。因为腹腔是一个密闭的环境，胃破了，有胃液、食物流入腹腔内，当然也包括气体，气体密度低，所以在X线的检查下，可见在膈肌下面有游离的气体。治疗首选手术，去除病因，清洗腹腔，防止感染性休克而引发死亡。

目前胃镜下直接镜下治疗消化道穿孔也是临床上十分认可的办法。由于内镜下治疗的发展，内镜下缝合技术已经相当成熟，组织夹、结扎装置荷包缝合、OTSC等微创缝合技术已经逐步取代传统手术，而且有时间短、创伤小、康复快等优势。所以，怀疑消化道穿孔，在行内镜检查的同时就可以直接治疗，让患者和医生多了一种更优的选择。

有胃病史、溃疡病史患者，须及早治疗。溃疡病人进食不能快，要细嚼慢咽，平时也不能过饥。粗糙、过冷、过热和刺激性大的食品，如辣椒、胡椒、浓茶等要避免，同时戒烟、酒。

胃镜检查不能少

1868年，一个偶然的机会，德国医生库斯莫尔（Kussmaul）观看街头吞剑表演受到了启发：如果把一根带有探头的管子伸到胃里不就能更直接地看到胃里的病变了吗？于是他照着剑的样子做了个胃镜，是硬的、直的，也就是最初始的胃镜——硬式胃镜，而且他的硬式胃镜检查还真的成功了，虽然只成功了一次，就是在那个表演吞剑的人身上成功了，因为正常人的食管还真没那么直、那么粗。后来硬式胃镜一点一点地改良形成了现在的胃镜。

随着高科技的出现，现在胃镜可以做成一粒胶囊，吞下后随着胃肠的蠕动能清楚地看到全消化道的情况，虽然费用昂贵，但确实大大减少了胃镜检查带来的痛苦。所以说吞剑和做胃镜其实差不多，差别只在于材料上。

胃镜检查的全名为"上消化道内视镜检查"，它利用的是一条黑色塑胶包裹导光纤维的细长管子，前端装有内视镜（内视镜直径尺寸从0.5毫米到13毫米不等，适应证也不同），由口中伸入受检者的食道→胃→十二指肠，借由光源器所发出的强光，经由导光纤维可使光转弯，让医师从另一端清楚地观察上消化道内各部位的健康状况。必要时，可由胃镜上的钳道（也叫活检孔）伸入病理钳做切片检查。

什么人群需要进行胃镜检查

1.凡疑有食管、胃及十二指肠疾病者。

2.胸骨后疼痛、有烧灼感及吞咽困难，疑有食管疾病者。

3.上腹不适，疑为上消化道病变，临床又不能确诊者。

4.急性及原因不明的慢性上消化道出血者。

5.X线检查发现胃部病变不能明确性质者。

6.需要随诊的患者，如有溃疡、萎缩性胃炎、癌前病变等。

7.疑有食管癌或胃癌患者，胃镜可提高诊断准确率，发现早期病例，并可进行治疗。

8.上消化道息肉及隆起性病变患者，胃镜可诊断并进行治疗。

9.需要通过内镜进行治疗者。

阑尾炎不是一切了事

随着医学的发展，腹部CT等一些检查的加入，做好阑尾炎术前评估更加便捷。对于医生而言，同样是阑尾炎，但是因为阑尾的位置、疼痛的时间、炎性渗出的多少不同，可能一个简单的阑尾炎也会是一台复杂的大手术。

半年前的一个夜班，一位70多岁的老大爷被搀扶着，步履蹒跚地走进了我的诊室。大爷右下腹反复疼痛一个多月，近两日疼痛加剧伴高热。

查体：右上腹、右下腹、下腹、脐周均压痛、反跳痛及肌紧张，体温高达39℃。化验及辅助检查结果更是让我震惊：阑尾周围脓肿、膈下脓肿、盆腔积液，白细胞也是高出正常值两倍多。

老人的孩子告诉我：一个月前老人就来医院看病了，医生诊断的是阑尾炎，建议住院做手术，但是老人拒绝，觉得就是一个阑尾炎不碍事，于是自己在药店买了点止疼药和消炎药，疼的时候就吃几片，直到现在疼得无法忍受才再次来医院就诊。

"阑尾炎"确实是外科急腹症中常见的疾病之一。

首先我们要搞清楚阑尾的位置：脐与右髂前上棘连线中外三分之一处，医学上称之为"麦氏点"。简单地说，阑尾位于右下腹（绝大多数）。

阑尾炎的典型表现为转移性右下腹痛，即开始的疼痛和不适在上腹或者脐周，几小时后疼痛转移至右下腹，最后压痛点固定在右下腹。阑尾炎并不是很疼，患者会觉得右下腹隐隐作痛，一般不会疼到"龇牙咧嘴、直不起腰"的地步。疼痛一段时间后突然减轻，可能是阑尾穿孔了，张力没那么大了，而出现下腹的不适，更应当加以注意。

阑尾是人体重要的免疫器官，可以分泌T淋巴细胞，B淋巴细胞，IgA、IgG等多种免疫因子。有60%的阑尾切除患者，术后会有不同程度的胃肠功能紊乱。所以切除阑尾，并没有解决问题，甚至还有很高的阑尾误切概率。

阑尾属于腔隙性器官，发炎的主要原因就是腔隙阻塞，比如粪石阻塞。现在可以通过肠镜到达阑尾根部，钻到阑尾腔内，将粪石和浓汁取出清洁干净，化脓的可以放置引流支架，达到保留器官地治疗阑尾炎，称为ERAT（内镜逆行性阑尾炎治疗术）。门诊即可治疗，无需抗生素，不复发。这种技术已经在国内普遍应用。所以医学的进步，一直在不断地颠覆人们对疾病的认知。更需要医生们不断地学习和实践，为患者找到最适合的治疗方法。

阑尾炎要及时治疗，有时候患者不及时治疗，阑尾的炎性渗出会包裹周围组织，而出现"阑尾周围脓肿"。这时已经无法单纯地切除阑尾了，需要大剂量应用抗生素，3个月后择期手术切除，加大了手术难度，并延长了术后的恢复期，也增加了术后出现肠粘连、肠梗阻等并发症的发生概率，更严重的是导致门静脉炎、感染性休克、败血症等病症危及生命。

不要因为对阑尾炎认识的误区而延误了治疗，阑尾炎不是小毛病，有时候阑尾炎也会要命！

让药物真正
去救命

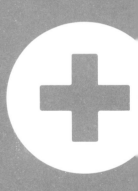

头孢配酒，说走就走

喝酒前后一周的时间，一定要禁止服用头孢类药物，以及甲硝唑、替硝唑、奥硝唑、呋喃唑酮、灰黄霉素、呋喃坦丁，这些都是饮酒前后禁止服用的药品！

除了头孢，很多药和酒一起吃，也会出现严重后果，甚至会导致死亡。抗生素类＋酒，会导致死亡；降压药＋酒，会导致血压异常，严重者会危及生命；降糖药＋酒，会导致低血糖，会危及生命，导致死亡；镇静催眠类药＋酒，会抑制呼吸，严重者会导致死亡；非甾体抗炎药（止疼药）＋酒，会导致消化道穿孔或者出血，严重者也会危及生命，导致死亡；感冒药以及抗结核药＋酒，会导致肝脏功能异常，肝功损伤，严重者也会危及生命；抗抑郁药＋酒，会导致病情恶化，血压异常，严重者会导致脑出血死亡。记住下面这个表，简单明晰，吃药就不要喝酒了。

药物 + 酒精 → 严重后果			代表药物
抗菌类药	酒	死亡	注射用头孢哌酮钠 甲硝唑片 呋喃唑酮片等
镇静催眠类药	酒	死亡	地西泮片 苯巴比妥钠注射液 咪达仑片等
降糖药	酒	低血糖	胰岛素注射液 格列美脲片 二甲双胍片等
降压药	酒	急性 血压异常	普萘洛尔片 硝苯地平片 利血平片
非甾体抗炎药	酒	消化道出血	阿司匹林肠溶片 布洛芬胶囊 塞来昔布胶囊
感冒药 / 抗结核药	酒	肝脏功能 异常	对乙酰氨基酚片 异烟肼片 利福平片
抗抑郁药	酒	血压异常	吗氯贝胺片 舍曲林片 氟西汀胶囊

救命药，吃错了会要命

　　心脏科医生曾告诉大家：50岁以上的人一定要记住，在睡眠时如果心脏病突发，剧烈的胸痛足以把人从沉睡中痛醒，在病人血压、心率正常，无青光眼、未饮酒的情况下，应立即舌下含服硝酸甘油2片；如果患者既往无消化道溃疡和出血倾向，应立刻嚼服阿司匹林3片（300毫克），同时可辅助应用复方丹参滴丸或速效救心丸；如果患者昏迷，不可口服药物治疗，以免误吸。立刻拨打急救电话，不可用力活动，应平躺或半卧，头偏向一侧，静候救援！

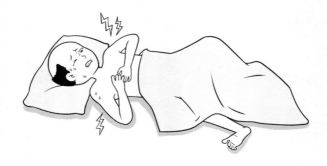

以上的做法虽然有效，但我个人觉得还不太完善、不太稳妥。我们从药的角度来分析：

硝酸甘油，临床应用已经有130年之久，肯定是经典好药，用于冠心病及心绞痛的治疗和预防，同时也可用于降低血压或治疗充血性心衰。所以当出现心绞痛的时候，血压低、心率过快或者过慢者，禁忌口服硝酸甘油。而且硝酸甘油应该是舌下含服，青光眼患者和饮酒后患者不能用硝酸甘油。

阿司匹林，同样是经典好药，阿司匹林对血小板的聚集起抑制作用，可用于稳定型和不稳定型心绞痛的预防和治疗。但过敏者、胃及十二指肠溃疡者、有出血倾向者（脑出血、动脉夹层等）不能服用此药。

复方丹参滴丸和速效救心丸作用大致相同。复方丹参滴丸成分为丹参、三七、冰片，用于活血化瘀、理气止痛。速效救心丸成分为川芎、冰片，用于行气活血、祛瘀止痛。这两种药是用于辅助治疗心绞痛的。我个人总结这两种药的区别在于冰片含量的多少、对胃肠道刺激的大小。

现在心绞痛、心肌梗死患者已经趋向年轻化，心肌梗死最小的患者可十几岁，甚至几岁。胸痛是心肌缺血所引起的，躺下有助于血液循环，可适当缓解缺血现象，改善病情，同时也可以防止应用硝酸甘油带来的血压降低而引发摔倒的现象。

降糖、降压药物会上瘾吗

关于糖尿病、高血压，以下有几组数据：

我国成人2型糖尿病患病率（2013年）为10.4%，各民族有较大差异。肥胖人群糖尿病患病率升高了2倍，被诊断为糖尿病者比例达63%。

据估计，2010年全球高血压患病人数为13.9亿。一项对超过170万人的研究发现，我国35岁（含）以上成人的高血压患病率为44.7%。也就是说，在我国35岁及以上人群中，几乎有一半的人患有高血压。我国高血压患者的知晓率、治疗率和控制率（粗率）近年来有明显的提高，但总体仍处于较低的水平，分别达51.6%、45.8%和16.8%。

看了这几组数据，你也许会对我国居民糖尿病、高血压患病情况有一个初步的认识——形势不容乐观。

更加不容乐观的是——健康人群、慢性病高危人群，甚至是糖尿病和高血压患者，对疾病相关知识的认知亟待提高！

生活中的流言千千万，一个关于高血压、糖尿病的谣言广为流传："得了高血压、糖尿病，千万不能吃药，会上瘾！永远戒不掉了！"每当我听到这个谣言时，都感觉像是一个笑话！而伴随这个谣言诞生的后果，并不是"戒掉了"降压、降糖药物，或是"戒掉了"高血压、糖尿病，而是得了各种各样的疾病并发症，如高血压急症、心脑血管意外、慢性肾功能不全，甚至是尿毒症、眼底视网膜病变、糖尿病足……

谣言不可信，谣言害人命！血压、血糖长期维持在较高水平，对人体有着极大的不利影响，为了避免以上并发症的产生，借用药物的作用，将之降至正常的水平是非常重要的。经过无数科学家、研究者的辛勤努力才研究出来的药物，却被当成是"会上瘾的毒品"，何其可悲！举个不是特别恰当的例子，吃降压、降糖药物，就像肚子饿了吃饭一样，并不是说吃饭上瘾，而是机体需要保持不饿的状态。

我曾经看到一个纪录片，采访的是一个患糖尿病50年而没有产生任何并发症的患者。究其原因，该患者50年来一直坚持服用降糖药物及坚持健康的生活方式，使血糖控制在一个合适的范围内。

另外，高血压患者不要盲目停药。一个老大娘70岁，头晕两天了。大娘觉得自己可能是感冒了，吃了一些感冒药，但是第三天，昏迷了。家属赶紧把她送到医院。到医院检查之后发现是脑干出血，患者既往有高血压病史，但是在半年前自行停药去喝了

让药物真正去救命

一款保健品——降压茶。很多老年朋友宁可相信外面的保健品，也不相信正规医院的医生，这是一个很错误的做法。高血压的朋友一定要按时服药，防止高血压引起并发症，严重者会脑出血，危及生命。特别是一些有慢性病的朋友，一定要按时吃药，不要盲目地停药，一旦停药，会有一些慢性的急症出现。

高血压、糖尿病患者的注意事项

1.低盐、低脂，清淡饮食，糖尿病患者须注意糖分的摄入。

2.适量运动，保持150分钟/周。

3.坚持服用降压、降糖药物。

4.定期监测并记录血压、血糖值。

5.血压、血糖波动异常时，及时去医院就诊，根据医嘱调整药物用量。

6.定期体检，排除靶器官的损害。

7.制作高血压、糖尿病疾病信息卡，以应对急症的发生。

我在急诊班时曾接待了一个长期卧床的老人，既往有高血压的病史，突然血压低了，后来追问病史，患者家属说，最近给老人吃药的时候都把药碾碎了吃。其实，有两类药千万别掰开吃，轻者影响药效，重者会危及生命。第一类是控释片或者缓释片，这类药它会慢慢发挥药效，一旦把它掰开或碾碎，浓度很高，对身体不好；第二类药就是胶囊，还有肠溶片。胶囊或肠溶片的外衣有一层保护膜，我们吃下去后，保护膜防止药物在胃里面被胃酸分解，让它直接到小肠里边，有一种保护的作用。你要是把药掰开吃，药不能到小肠吸收，会影响药效的。

药物禁忌要记牢

家中常备，但是已被禁用的药

维C银翘片，其实早就被叫停不让用了，但很多人仍在用。

复方甘草片，这个药在国外早已经被禁止使用了，因为它里面含有一些阿片类成分，含可卡因，有成瘾性，而且会导致血压升高。如果咳嗽了，我们就不要再用它了。可以多喝水，多吃一些清淡的食物，多吃一些蔬菜来减轻咳嗽症状。

利巴韦林，很多朋友自己吃过或者给孩子用过。治疗感冒、疱疹性咽炎，还有一些腹泻，都会用到利巴韦林。但最新研究表明，这个药有致畸性，千万不要随便给孩子吃，也不建议成人吃，特别是想备孕的朋友，吃后半年内是不可以要孩子的，因为代谢需要半年之久；当然哺乳期的女性也不建议吃利巴韦林。

安乃近。平时医生在工作中，会问到患者的一些既往史，比如会问平时打针吃药有什么过敏的。很多患者，有一些头疼脑热就来找医生，希望开个安乃近。安乃近是解热镇痛药，在20世纪确实广泛使用，但经过研究发现，安乃近有肾毒性，副作用有很多，而且它对胃的刺激特别大。它已经在国外被禁用了40年，因为它有致死的风险，现在国家已经明确规定了18岁以下的孩子禁用。安乃近里边含有氨基比林复方制剂，它会导致血小板减少，导致紫癜，导致再生障碍性贫血，严重者会危及生命。

匹多莫德，3岁以下孩子禁用。

药盒上有下面这些字的千万要慎买、慎用

我们都知道是药三分毒，最常吃的感冒药如果选错了，有可能会导致一些风险：

感冒药中含有"麻"的，有收缩血管的功能，会导致血压升高，所以患高血压的朋友慎用。

感冒药中含有"敏、扑、苯"这一类的，会导致犯困，司机朋友最好别吃。

药中含"酚"，比如对乙酰氨基酚是解热镇痛的，如果你有消化道溃疡不建议吃，可能会导致消化道穿孔。

药中含有"美"，一些止咳药或者感冒药中含有"美"，患慢性支气管哮喘的朋友不建议吃。

最后是中药，带有"解毒"两个字的，不要长期吃。

病了之后，建议大家去医院，听医生的医嘱，不要自行盲目用药。

很多人都在吃的喹诺酮类的药物，比如左氧氟沙星、诺氟沙星（也就是我们说的氟哌酸，它治拉肚子的效果特别好），孕妇还有哺乳期的妇女和18岁以下的孩子是禁用的，它会影响骨骼发育。

乱吃药的危险

止咳糖浆乱吃有成瘾性

反复咳嗽怎么办？我们一定要先去医院检查，排除肺部疾病和呼吸道疾病。有个朋友反复咳嗽，检查都没有什么问题，自行去吃消炎药、止咳药，喝止咳糖浆，两个月、三个月、半年了还不好。咳有很多种原因，肺部疾病、呼吸道疾病是最主要、最常见的，还有就是咳嗽导致了变异性哮喘，还有反流性食管炎，也会导致反复的刺激性咳嗽。鼻炎、咽炎也会导致咳嗽。咳嗽了不能盲目吃药，比如喝止咳糖浆。止咳糖浆里面含有可卡因，会导致成瘾的。

乱吃阿司匹林

有一个病人腹痛黑便，来的时候说自己大便发黑，已经将近一个月了，一直没有看医生。我们检查之后发现他上消化道有出血，原因竟然是他自己乱吃药。他觉得吃阿司匹林会预防心脏病，

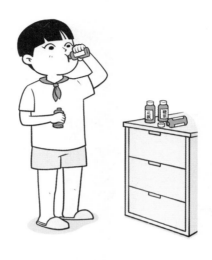

预防脑血栓，就一直在吃阿司匹林。而且也没有查过指标，导致了出血。阿司匹林还有我们所说的华法林，会导致上消化道出血，严重者会引起脑出血甚至死亡。所以大家吃阿司匹林、华法林，还有一些他汀类的药物，一定要注意它的适应证，不能自己乱吃，而且一定要定期去复查血。

乱吃消炎药

李先生咳嗽了两周，去医院检查，医生给他拍片子，发现他的肺部出现棉絮状的阴影，像棉花一样，说明感染很严重。李先生说自己一直在吃消炎药，就是抗生素。以前他只要出现任何不适的症状，如咳嗽了、牙疼了、肚子疼，都吃消炎药，反复吃消炎药产生了耐药性，导致肺部棉絮状的阴影出现，炎症比较重。

我们吃消炎药有很多误区，第一种就是感冒发烧了就吃消炎药，其实应该先查一下，若是病毒引起的，不是吃消炎药就管用的。还有一种吃消炎药的方式，吃两天觉得不管用，就换一种消炎药，这也是不对的。我们应该慎重使用消炎药，应该去医院根据医生的建议来使用，不要乱用消炎药。

乱吃止疼药

一次急诊夜班，一位老大娘在孩子的搀扶下走进诊室。大娘的主诉是间断性腹痛一周，加重伴发热半日，自行口服止疼药。查体的主要症状：右下腹和下腹压痛明显伴反跳痛及肌紧张。体温38.5℃。化验及辅助检查：腹部B超可见阑尾区包块，腹腔积液，血象极高。通过大娘的病史、查体和一些检查可以初步诊断阑尾周围脓肿。

简单地说，就是阑尾发炎了，有渗出液。当炎症没有得到控制而不断渗出后，会粘连阑尾周围的肠管、大网膜等组织，阑尾被这些邻近的组织粘连包裹就形成了阑尾周围脓肿。形成阑尾周围脓肿治疗起来比较麻烦，要先用一段时间的抗生素控制住炎症，然后过3个月再行手术治疗，而且手术的难度、创伤和术后出现并发症的概率都会大大增加。

阑尾周围脓肿一般多发于老年人，老年人对疼痛的敏感度降低并且总觉得肚子疼不是什么大毛病，忍忍就过去了，而不去医院看病，导致阑尾炎发展成为阑尾周围脓肿。

在一周前，老人出现腹痛的症状后抱着"没什么事"的想法，自己吃止疼药，后来我追问大娘的病史，她吃了两种止疼药，没有来医院检查到底是什么原因引起的腹痛。

吃了止疼药可能会缓解腹痛，但是肚子里面的疾病还是在继续发展，掩盖了病情，延误了治疗。

几种药物同时吃

有一位年轻人，感冒之后吃感冒药，吃了3天之后不见好，他觉得是因为自己体重大，药量可能不够，于是加大了药量，而且几种感冒药同服。他吃的一种感冒药，就是我们最常见、最常吃的扑热息痛，里边含有对乙酰氨基酚，是很常见的感冒药。几种感冒药同时吃最终导致他急性肝功能损伤，导致了死亡。

几种感冒药同时吃，会造成肝功能损伤；抗生素和利尿剂同服，会造成听力下降；磺胺类和维生素一块儿吃，会导致泌尿系结石的生成；碘酒和红药水一起用会导致碘化汞中毒。大家要记住这些用药的常识，不要自己乱吃乱用药，要听医生的。

远离癌症
这样做

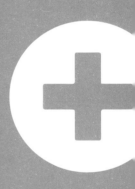

癌前都有哪些先兆

暴瘦

最近我的诊室里来了一个病人，是去年我看过的一个病人，当时他是被小狗咬伤来我诊室里打狂犬疫苗的。聊天时，他说他最近瘦了20斤，特别开心。我听到后，有一种特别不安的感觉，就追问他的病史，发现他最近胃口不好，什么东西都不爱吃。后来我就建议他去查一个肿标——肿瘤标志物。为什么？因为恶性肿瘤也就是我们说的癌症，它是一种消耗疾病，会让身体突然之间暴瘦。后来他做检查，确实是早期胃癌，之后做手术治疗效果很好。所以，如果你突然出现不明原因的消瘦达10斤以上，一定要去医院检查，小心是癌症的先兆。

大便颜色和形状

我的一个朋友给我打电话，说他的父亲大便颜色发白，我听后特别担心，因为我知道那是一种癌——"癌中之王"胰腺癌的表

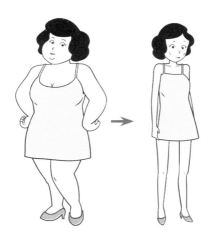

现，胰腺癌压迫胆道让胆汁无法流入肠道，胆汁里面还有胆红素，胆红素无法进入肠道生成胆黄素，所以大便就发白了。

前段时间，我的一个朋友给我打电话，说他爱人这两天大便发红，是不是吃火龙果引起的。我告诉他很有可能是这个原因。因为火龙果含有很高的花青素，对身体是很好的，红心的那种里面含有很高的甜菜红素。甜菜红素一旦不被身体充分吸收，就会导致大便发红，小便颜色发深。但是他的一句话，让我惊出了一身冷汗。他说，我爱人最近不怎么吃东西，身体瘦了好多。我赶紧追问他病史：他爱人在前段时间大便有些发黑，而且有些变细了，同时身体暴瘦。我赶紧让她去看医生，怀疑是直肠癌。

我们的大便是能查出很多问题的，大便变细了或者黑便，就要小心肠癌。甚至有的时候还伴有大便形状都改变了，特别是排便习惯的改变要尤为注意，比如之前腹泻，现在便秘了，或者腹泻便秘交替出现。这时候你最好赶紧去看医生，预防疾病的出现。

眼睛和面色

我急诊白班时来的一个患者摔伤了头，头部CT没有发现什么损伤。但是我看这个患者的眼睛发黄，而且面色比较灰暗，我建议他去门诊肝胆外科检查一下。下午，肝胆外科的医生给我打电话，说那个病人初步诊断疑似肝癌。

为什么开始我一看他的眼睛就怀疑他的肝有问题呢？很多肝脏问题、肝功能的异常，会导致胆汁淤积，形成梗阻性的黄疸，而且很多肝功能受损、肝功能异常的患者，他们的面色是灰暗、没有光泽的，看着死气沉沉。喜欢喝酒的朋友，如果有这种情况出现，一定要及早去检查肝脏，查B超或者肝功能，排除潜在的疾病。

痣

什么样的黑痣容易癌变？第一，迅速长大，色素突然加深，边界模糊；第二，发生溃疡、出血；第三，病变的周边形成卫星灶或小瘤或色素环，而且局部发痒，有疼痛感；第四，我们所说的带毛痣，90%以上是良性的，恶性的可能性比较小。

哪个部位的黑痣容易癌变？我们的手或者脚，因为它总是受到摩擦，这种黑痣导致癌变的可能性更大。

放屁

27 岁的小敏是一个白领，长得很漂亮，唯一有点尴尬的就是她每天都放 20 多个屁，后来觉得肚子不舒服，去医院一检查发现是肠癌晚期。

屁是怎么形成的呢？很多朋友喜欢吃肉，吃完肉之后蛋白质在肠道里面不会被完全吸收，会剩余一些残渣和营养物质。它们在我们肠道里面会像一个发酵罐一样，形成胺类物质，胺类就是比较臭的致癌物质。它可能是以气体的形式存在，也可能是以液体的形式存在，以气体形式存在就会放屁。每天放屁 15 个以上，伴着交替性的腹泻和便秘，要小心肠癌。

息肉（FAP）

家族性腺瘤性息肉病，又叫 FAP，一定要小心，及早治疗。它好发于年轻人，25～35 岁的，在 40 多岁恶变率就变高了。如果未得到早期的治疗，癌变率 100%。如果做肠镜发现了这种情况，一定要及早就医。如果上一辈有这种因为消化道肿瘤而去世的亲属，一定要定期复查，小心癌变的可能。

牙龈反复出血

有的朋友在刷牙的时候，牙龈会反复出血，我们首先要检查一下是不是血液的疾病，比如白血病。白血病患者的凝血功能是有障碍的，所以它会导致牙龈出血。但是很多情况下，牙龈出血是牙石造成的。我们可以先去医院查血，排除血液疾病之后，再去口腔科洗牙。

生活中都有哪些致癌物

一类致癌物——黄曲霉毒素

一类致癌物——黄曲霉毒素，1毫克就会致病，20毫克会致死，而且高温也杀不死它。黄曲霉毒素在日常生活中是很常见的，所以我们一定要注意。

第一，发霉的花生跟玉米。因为它们含淀粉量比较高，长期聚在一起，会导致潮湿的环境，滋生黄曲霉毒素。

第二，变质的米饭。一定要注意，不要觉得米饭蒸熟了，就没有黄曲霉毒素了。

第三，发苦的坚果。苦就是由黄曲霉毒素所导致的。

第四，不合格的芝麻酱。一些商家为了谋取更大利益，往往使用一些变质发霉的芝麻。

第五，筷子和案板。筷子和案板，本身不会滋生黄曲霉毒素，但是长期接触淀粉，还有在潮湿环境下，就会生长出黄曲霉毒素，所以要定期更换。

第六，自制油。很多朋友觉得自己榨的一些花生油、菜籽油吃得比较香，觉得很安全、很健康，但是如果处理或者储存不当，就会产生一类致癌物——黄曲霉毒素，1毫克就有可能会导致癌症的出现。所以并不是自己榨的油就好，而且生活中，不建议大家总是用一种成分的油去烹饪食物。

第七，烂了的水果。冬天大家都喜欢吃苹果，但有的苹果出现了一些腐烂。出于节省，很多人特别是长辈，都把苹果切开，烂的一边不要了，吃好的一边。但是整个苹果可能已经全都布满霉菌霉丝了，里面含有黄曲霉毒素，很有可能会导致肝癌。

第八，黄曲霉毒素还存在于冰箱里。冰箱里面发霉、长毛的食物，里边含有黄曲霉毒素。

这两种茶不能喝，毁心脏，伤胃、伤肾还致癌

有两种茶不建议大家喝，轻者会导致心脏、胃还有肾脏的损伤，严重者会导致癌症。第一种茶就是浓茶，浓茶里面含有大量的草酸、茶碱、咖啡因。草酸会导致肾结石，茶碱和咖啡因刺激胃黏膜，会对胃有损伤。咖啡因会导致我们心律不齐，出现心悸等症状。同时浓茶还会导致钙和铁不易被吸收，出现贫血、骨质疏松等症状。还有一种茶就是烫茶，温度65℃以上。很多朋友喜欢喝烫茶，觉得舒服，但它会损伤我们的食管黏膜，反复刺激损伤、愈合，很可能导致食管癌。所以大家一定要注意，浓茶、烫茶不能喝。

热油

做饭有这两种行为，一种会致癌，一种会瞬间要命。炒菜时不可以把肉带着水往热油锅里放，会往外溅油烫到我们的，同样炒菜时油不能太热，如果锅已经冒烟了，这时候我们再放一些肉、炒一些菜，一定要开抽油烟机，如果抽油烟机不开，吸入浓重的油烟有可能会致癌。另外，明火做饭的时候，不能直接往锅里边或者汤里边倒面粉，空气中飘浮一定浓度的面粉颗粒，遇明火会爆炸的，以前发生过类似的悲剧。

幽门螺杆菌

幽门螺杆菌有个很洋气的名字叫HP，我国近8亿人感染了此菌。我们都知道，胃酸酸性很强，但是这家伙就喜欢在酸性环境里面生存。它可以腐蚀胃黏膜，导致胃溃疡等胃的病变，从而引起胃癌，但是也不用过于惊慌。

它是怎么传播的呢？口对口传播，比如我们吃饭不用公筷，比如接吻。所以有一句话说得对："一人得了HP，可能会传染一家子。"

感染它之后有什么症状呢？典型的就是反酸、烧心、胃疼，还有口臭，但不一定所有人都有这些症状，有的人感染了之后没有任何症状。用简单的一个方法，就是13C、14C的呼吸实验，可做初步检查。

有几类人，只要查出幽门螺杆菌就需要赶紧治疗。第一类，有胃溃疡的人；第二类，消化不良的人；第三类，胃黏膜有一些萎缩性疾病的人；第四类，长期服用阿司匹林的人；第五类，做过胃部手术的人。

如何治疗？建议大家用四联方法治疗：一种抑酸药物+一种铋剂+两种抗生素。抑酸药物，比如质子泵抑制剂——奥美拉唑、雷贝拉唑等。铋剂，比如枸橼酸铋钾。抗生素，比如阿莫西林、克拉霉素等。当然会存在耐药和杀不掉的情况，可以通过药敏实验筛选出敏感药物继续做除菌治疗。

癌从口入，5个招癌的饮食习惯赶紧自查

肝癌。经常吃发霉的食物，长期大量喝酒。发霉的食物里面含有大量的黄曲霉毒素，长期大量喝酒会导致酒精性肝硬化，从而引起肝癌。

胃癌。经常吃腌制的食物，比如咸菜，还有一些咸鱼、腌鱼、熏肉，它们里面含有大量的亚硝酸盐，会导致胃癌。

肠癌。爱吃肉不爱吃菜，因为肉有很多的脂肪，高胆固醇、高脂肪会导致我们肠道蠕动慢，从而引起毒素的堆积，形成肠癌。

食管癌。吃烫的食物，经常食用超过60℃的食物会导致食管的上皮鳞状细胞受损，引发癌症。

口腔癌。和吃槟榔还有吸烟有很大关系，会导致口腔黏膜的变化，从而引起纤维化。很多朋友喜欢吃槟榔，槟榔有成瘾性，早在2003年的时候，世界卫生组织就把槟榔定为致癌物，会导致口腔癌。之前我去海南，一位朋友给我吃了一个槟榔，我吃完之后，觉得嗓子特别紧，喘不上气来，脸特别红，他说如果我吃一

个鲜槟榔，可能会吃醉的。特别是吸烟的朋友，再吃槟榔，会导致口腔黏膜的损伤，从而引发口腔癌症。所以不要吃槟榔，更不要抽烟吃槟榔。

打破可怕的致癌谣言

方便面致癌

关于方便面有害的种种传言从未间断：方便面含防腐剂、抗氧化剂，吃多了会变成"木乃伊"；方便面碗壁上有蜡层，被吃下后会堆积在人体内导致癌症。真相是方便面不是健康食品，但不会致癌。

中国工程院院士、国家食品安全风险评估中心研究员陈君石在接受媒体采访时曾说，方便面中的防腐剂和抗氧化剂都是常规食品添加剂，安全性是经过科学评估的，只要合理、合法地使用，并不会对人体健康产生影响。消费者需要明白的是，吃的是否有营养主要还得看食物是否多样化，只吃方便面营养并不均衡，但是也不会致癌。

微波加热的食物可能致癌

曾有一篇名为"请立即停止使用微波炉"的文章在网络上广

为流传。文章指出，微波炉加热会让食物的分子结构发生改变，产生人体不能识别的新分子，这些奇怪的新分子具有毒性，甚至可能致癌。真相是安心用微波炉，不会致癌。

中国农业大学食品科学与营养工程学院副教授范志红指出，微波炉只是加热食物中的水分子，食物本身并未发生化学变化，不会产生致癌物的。国家家用电器质量监督检验中心综合检验部主任鲁建国也表示，质量合格的微波炉都经过了严格的检测和反复实验，其微波泄漏量和所产生的辐射都是在国家规定的标准范围内，正常使用，不会对人体造成伤害，更不会通过其加热的食品带来危害。

癌细胞可怕，如何让癌细胞也怕你

膀胱癌，怕你多喝水。喝水多了，尿液多了，致癌物在尿液里的浓度就会降低或者随尿排出，反之，饮水少，致癌物在尿液中的浓度过高，就会反复刺激膀胱黏膜而导致癌症的出现。

胃肠癌，怕你健康饮食。胃肠癌的发生和饮食密切相关，大量长期高盐、高脂，不规律的饮食均会诱发其出现。被世界卫生组织列为一类致癌物的亚硝酸盐多存在于一些腌制的食品中。我们应该每天食物均衡，规律饮食，睡前2小时不要吃东西。

乳腺癌，怕你保持好的心情。不开心、坏心情、压抑感与癌症密切相关。严重抑郁者比正常人患癌概率高3倍，其中最典型的就是乳腺癌，保持一个好心情是防万病之本。

肝癌，怕你限酒。早在1987年，国际癌症研究机构（IARC）就将酒精定为致癌物。研究表明，至少7种癌症与大量饮酒有关。"十年肝炎，十年肝硬化，十年肝癌。"在过去，肝癌的发病多与肝炎有关，随着发展，肝炎在我国已经基本可以控制，反而饮酒导致的酒精性肝硬化大大增多，从而导致肝癌的发病率也增高。

肺癌，怕你戒烟。大家都知道吸烟有害健康，大家也知道吸烟对肺的伤害最大。研究表明，二手烟、三手烟同样危害着吸烟者身边人的健康，所以为了自己、为了家人的健康——戒烟吧！

防癌体检要常备

为什么我们都谈癌色变？因为癌症被发现时很多都是中晚期了，已经广泛转移了，没法做手术，所以死亡率很高。防癌要体检，早发现、早诊断、早治愈。

肺癌，查低剂量的螺旋胸部CT；

肝癌，查肝脏的B超和血清的甲胎蛋白；

胃癌，做胃镜；

肠癌，做肠镜+CEA（癌胚抗原）；

前列腺癌，查血清的PSA（前列腺特异抗原）；

乳腺癌，查乳腺的钼靶；

宫颈癌，查宫颈的TCT（液基薄层细胞检测），还有HPV（人乳头瘤病毒）。

防癌体检与一般体检不同，根据年龄和性别以及地域可以选择不同的体检。在一般体检之外，我们可以根据自身情况或者询问医生增加一些癌变筛查。早检查、早发现、早治疗。把癌在早期杀掉。健康饮食，保持好心情，戒烟限酒，管住嘴迈开腿，定期体检，通过健康的生活方式有效预防癌症！

医学泰斗孙燕院士已经九十多岁了。作为一位肿瘤科的医生，他给大家五个防癌的建议处方：

第一，吃七分饱，不要吃太饱；

第二，像控制酒驾一样去控烟；

第三，像给汽车保养一样，每年做一次体检；

第四，生活规律，尽量不要熬夜；

第五，一年都不要生一次气。

找出肠癌的帮凶

肠癌是近几年比较高发的一种癌症，尤其在年轻人中，肠癌的发病率正在逐年攀升。抽烟、喝酒的确会增加肠癌的发病概率，但其扮演的角色顶多是个配角。肠癌真正的"帮凶"，其实是不良的饮食习惯！

烧烤

食物在用火烧烤的过程中会产生一种叫苯并芘的物质，这种物质被认为是一类致癌物，对人体有明确的致癌作用。吃烧烤时也常喝酒，加上酒精的刺激，会进一步灼伤肠胃黏膜，造成肠胃黏膜糜烂，长期下去形成溃疡性慢性肠胃炎，当这种病久治不愈时，就会发展成肠胃癌。

麻辣烫

麻辣烫一般都不贵，利润空间有限，很多商贩为了提高利润

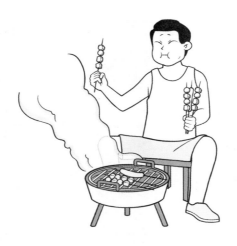

就会降低食材的质量，用工业烧碱、双氧水和福尔马林处理过的鱿鱼圈、白毛肚和鱼丸，藏有绦虫、寄生卵的劣质肉，这些都可能出现在麻辣烫中。

这些食物吃进肚子里，被肠胃消化，肯定是会损伤肠胃的。同时，麻辣烫又麻、又辣、又烫，本身就十分刺激肠胃，会导致肠黏膜不断增厚，长期下来，很容易诱导癌症的发生。

加工肉制品

加工肉多是由红肉制成的。在用硝酸盐和亚硝酸盐腌制红肉的过程中，红肉中的一些成分，比如血红素铁、胺和酰胺类物质，会和它们结合形成亚硝基化合物，比如亚硝胺。亚硝基化合物会对形成肠道屏障的细胞造成破坏。为了修复损伤，肠壁细胞必须再生，甚至过度增殖，导致增生，继而诱发结肠或直肠的癌变。

痔疮和肠癌是有区别的，有四点我们是可以自查的。第一点是大便次数的改变，痔疮不会有什么变化，而肠癌会让大便次数变多或者变少，会伴着便秘或者腹泻同时进行；第二点是大便形状的改变，痔疮不会有改变，而肠癌会让大便变细或者变窄、变扁；第三点是全身的改变，痔疮不会影响其他器官，而肠癌会让我们身体短期内暴瘦；第四点是便血，痔疮会便血，但是它的血是鲜红色的，血滴答滴答的，而肠癌是黑色的黏液便。通过这四点可以区分痔疮和肠癌。

如果担心患有肠癌，要尽快去做肠镜。做肠镜之后，如果看到息肉和病变，我们需要取活检，做病理检查。不仅可以活检，现在还可以直接在镜下切除早期癌变部位，彻底治愈癌症。

吃出来的健康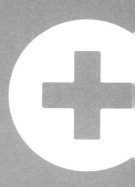

如何科学补充维生素

什么果蔬的维生素C含量最高呢？很多朋友第一个想到的是橙子，其实不是。每100克的橙子跟每100克的大白菜相比，大白菜含维生素C的量是橙子的两倍，每100克的橙子只含有33毫克的维生素C。而真正含维生素C高的果蔬是什么呢？是枣，每100克枣里面含有243毫克维生素C。大家没有必要盲目地刻意去补维生素C，正常合理的饮食完全可以达到所需的维生素C摄入量。刻意多补维生素C会导致泌尿系结石，甚至会出现一些血液疾病，所以合理饮食最重要。

如何判断自己身体缺哪种维生素呢？如果你眼睛发干，这是缺少维生素A；如果脸上总是起色斑，就是缺少维生素C；口腔溃疡反复发作，这是缺少维生素B_2；口臭，缺少维生素B_6；手脚干燥起皮，缺少维生素B_1。买维生素，去药店买最便宜的，带有OTC（非处方药）标志的就可以。大家记住，合理均衡的饮食、荤素搭配，是补充维生素最好的办法。

那么，哪些蔬菜是餐桌上的"冠军之王"呢？第一个是油菜，它的钙含量很高；第二个是茼蒿，铁含量很高；第三个是芹菜，B族维生素的含量很高；第四个是菠菜，富含叶酸；第五个是红薯，富含纤维；第六个是莲藕，富含膳食纤维，铁、钙含量也高；第七个是西蓝花，富含胡萝卜素。

如何选择钙片

　　如果你去药店买钙片，售货员推销那种贵的、包装精美的先不要买，要看有没有OTC认证。有OTC认证的钙片含钙量比较高。另外，一定要看这个钙片里面含不含维生素D，因为维生素D是促进钙吸收的。小孩儿跟老年人更需要补钙吗？这其实是一个误区。孩子应均衡饮食，老年人更不要盲目补钙。绝经之后的女性朋友，可以先去查一个激素，然后再看是否需要补钙，不要盲目乱补钙。

补铁、补血就吃它

很多朋友认为用铁锅炒菜就可以补铁，觉得铁锅边上有一些铁屑，炒菜的时候，有些铁跟菜融在一起，吃下去就能补铁，这是一个误区。铁锅的铁，是三价的铁，是不被人体吸收的，人体需要的是二价的铁。那什么食物里面含有这种二价铁呢？记住，是动物的内脏，比如肝脏。大家补铁、补血，可以吃这种食物，好吃还特别简单，那就是猪肝菠菜粥。

这个补血、补铁，还好吃的食物，99%的人都不知道。

很多朋友问我吃什么补血，其实在西医急诊科，没有补血一说，只有贫血跟失血，但是在中医里，有些时候确实需要补血，比如女性来月经，有时候面色不够红润了，补补血可能会有所帮助。最补血的东西是猪肝菠菜粥。为什么这么说呢？因为很多女性是缺铁性贫血，补血的同时要补充铁剂，猪肝是补血的，菠菜是补铁的，所以猪肝菠菜粥有助于补血养颜。

以下食物不补血：

红糖不补血。红糖是没有经过精炼的糖，其中高达96.6%的成分是糖，而包括铁在内的矿物质含量非常少。

红枣不补血。干枣中的铁含量大概是2毫克/100克，鲜枣中更低，只有1.2毫克/100克，而且枣里面的铁不好吸收。同时，枣的含糖量也比较高。吃完红枣后觉得"精神倍增"？那其实是糖的功劳。

阿胶不补血。阿胶是由驴皮熬制的，它的主要成分其实是胶原蛋白。胶原蛋白这种蛋白质，不能满足人体对氨基酸的需求，阿胶实在配不上"补血圣品"的称号。

阿胶枣也不补血。阿胶枣中阿胶的含量少得可以忽略不计。就算是阿胶添加量高达10%，也只不过是前面三者的混合物而已，很显然也不补血。

喝粥养胃还是伤胃

国人习惯每天早上喝粥，张文宏教授也谈到喝粥的问题，不建议孩子早上喝粥，建议孩子早上多吃一些蛋白质高的食物，比如牛奶、鸡蛋，增强抵抗力。喝粥确实不养胃，反而会造成一些消化不好的问题。为什么会这样呢？粥90%是水，剩下一些是米，它的营养成分是很低的。因为粥我们煮得比较烂，长期喝粥，虽然好消化，但会导致胃的蠕动变慢，从而引起消化不良，所以不能总是喝粥，特别是空腹喝粥。什么时候喝粥好呢？喝酒喝多了之后可以喝点粥，缓解胃的灼烧感。

5种"最佳午餐食物"

抗衰老食品：西蓝花。西蓝花中富含抗氧化物质维生素C及胡萝卜素。

最佳蛋白质来源：鱼肉。鱼肉可提供大量优质蛋白质，且消化吸收率极高，其中的胆固醇含量也很低。

抗氧化食物：豆腐。豆类食品含有一种被称为"异黄酮"的化学物质，是一种有效的抗氧化剂。

保持活力的食物：圆白菜。圆白菜维生素C含量很丰富，同时富含纤维，能促进肠胃蠕动，让消化系统保持活力。

养颜食物：新鲜果蔬。新鲜果蔬中含有丰富的胡萝卜素、维生素C和维生素E。

经常吃太饱会"撑出"病

经常吃得太饱会出现以下这十种问题：

第一种，肥胖；

第二种，胃病；

第三种，肠道疾病，因为吃很多高胆固醇的东西，在肠道里面会形成胺，胺是一种致癌物；

第四种，疲劳；

第五种，癌症，因为吃太饱会抑制细胞癌化因子的活动能力降低；

第六种，老年痴呆；

第七种，骨质疏松；

第八种，肾病，因为吃得太多了，导致肾的压力负荷大了，肾病也会容易出现；

第九种，胰腺炎，暴饮暴食后的常见病；

第十种，神经衰弱。

此外，大家有没有觉得吃饱之后容易犯困？因为吃饱之后血液都跑胃里面去"消化"食物了，大脑此时供血量降低，所以就会犯困。

　　以上可见吃得太饱坏处多多，所以建议大家不要吃得过饱，七分饱就可以了。

如何选择酸奶

　　很多朋友都喜欢喝酸奶，酸奶也确实对我们身体有好处，但是要适当、适量地喝。有一天我去超市买方便面，售货员就跟我说，小伙子你不要买这个牌子的方便面，你要买那个牌子的，买那个牌子的还送你一盒酸奶。你看诱惑多大，但是想诱惑我没那么容易。当时我把酸奶拿起来认真看了一下。我看什么呢？看酸奶成分表里面的蛋白质含量。好的酸奶，蛋白质的含量应该是大于2.3的（每100克酸奶中蛋白质含量大于2.3克），但赠送的那盒酸奶中蛋白质的含量是2.1，我就没有买，想诱惑我，没那么容易。酸奶应该如何去选择？看蛋白质的含量，大于2.3才应该买。

如何治疗令人尴尬的口臭

WHO（世界卫生组织）已将口臭作为一种疾病，随着人们对生活质量的要求越来越高，大家对口臭越来越关注，医院门诊因口臭就诊的患者不断增多。生活中常会听到一个流言：肠胃不好可能会把消化道深处的气味带到口腔里，造成口臭。

实际上，人类的消化系统分工非常明确，嘴巴负责嚼碎，食管充当通道，胃进行磨合，小肠是消化和吸收的主要场所。因为胃主要负责磨合，通过蠕动、挤压将食物和消化液充分混合，所以在胃和食管之间存在着肌肉，像阀门一样阻止胃内的食物、气味往上跑。

口臭的起因

1.口腔疾病或口腔问题。统计显示，80%～90%的口臭为口源性口臭，如龋齿、牙周病、阻生齿、食物嵌塞、不良修复体、黏膜病及舌苔因素等导致的口臭。口腔可谓是细菌的温床，温度合适、酸碱度合适、到处都是食物——食物残渣、脱落的口腔上皮等。食物残渣和口腔上皮细胞都包含有机物质，比如蛋白质等。在细菌的作用下，蛋白质发生分解，会形成硫化氢等臭味物质。这些物质挥发出来进入空气，便形成了所谓的口臭（病理性口臭）。

2.浓烈气味的食物和酒。如大蒜、洋葱等易发酵的食物，食用后易产生异味气体，也容易造成口臭（生理性口臭）。

3.吸烟。这是另一个易引起口臭的敏感因素。吸烟会降低口腔杀菌功能，不但易致口臭（生理性口臭），还易引起咳嗽。

4.口腔护理问题。最常见的首先是口腔不清洁，食物残渣在口腔内腐化；其次是没有彻底清洁假牙托等，导致口臭（生理性口臭）。

5.身体其他疾病。20%的口臭患者患有咽喉炎、鼻炎或胃肠道疾病，但是目前其相关性并不明确。

6.幽门螺杆菌的感染也会造成口臭。一部分幽门螺杆菌会潜伏在口腔，幽门螺杆菌具有尿素酶活性，可以分解尿素产生氨，氨是一种具有特殊臭味的物质，所以会引发口臭。

预防生理性口臭，需要掌握正确的刷牙方法、刷牙频率、刷牙时间，少吃气味浓烈的食物，选用能抑制舌表面微生物生长的漱口水，漱口水能降低舌面和唾液的细菌含量。对于病理性口臭，需要检查可能存在的、易引起口臭的口腔疾病，如未治疗的龋齿、残根、残冠、不良修复体、牙龈炎、牙周炎、口腔黏膜病等，需要针对病因治疗。

痛风，吃出来的富贵病

痛风是一种由于嘌呤生物合成代谢增加、尿酸产生过多或尿酸排泄不良而致血中尿酸升高，尿酸盐结晶沉积在关节滑膜、滑囊、软骨及其他组织中引起的反复发作性炎性疾病，好发于30岁以上的男性。一般男性朋友应酬多，大口吃肉，大碗喝酒，锻炼少，熬夜，作息不规律，这些都是易发痛风的原因。痛风没有传染性。

关节疼痛急性发作是急性痛风的典型症状，疾病发作多在轻微损伤、饮食过量或相关疾病以后。痛风好发于肢体远端关节，典型的症状发于足趾（足痛风），也可因尿酸盐结石引起肾绞痛。

慢性痛风以破坏性关节变化为特征，形成痛风石皮肤症状：约1/2的病例有尿酸盐沉积于皮下，这些结节被称为痛风结节或痛风石。痛风石常呈白色或珍珠色结节（痛风珍珠），发生于游离弧形的皮肤边缘（如耳廓）。痛风石另外的特征性症状是指（趾）关节呈白色或黄色的结节。

痛风需要做的检查是血尿酸测定，血尿酸水平升高是痛风患者的重要临床生化特点，主要原因是尿酸产生过多或尿酸排泄过低。简单地说，高嘌呤食物吃得多，而喝水和运动少。

得了痛风，好吃的就要离您而去了。痛风是一种终身性疾病，无肾功能损害或关节畸形者经有效治疗一般都能维持正常生活和工作，更不会影响寿命。但如果治疗不当，急性关节炎的反复发作可引起较大痛苦。有关节畸形和肾石病者则生活质量会受到一定的影响。肾功能损害严重者，愈后较差，所以一定要防止痛风并发症的出现。

如何治疗痛风呢？切除影响功能活动的痛风结节，再系统治疗。急性痛风发作时要注意卧床休息，服用碳酸氢钠、秋水仙碱（此药副作用太多，不建议长期服用），止痛剂，如吲哚美辛、扶他林等。慢性痛风要注意低嘌呤饮食，根据情况应用降低尿酸药物。总结为：管住嘴，迈开腿，减体重，多饮水。

我们有一个很常见的误区，就是觉得骨头汤既美味又很补，于是就多喝一些。不建议大家过多地喝骨汤，因为它里面含有很高的嘌呤，会诱发痛风，特别是哺乳期的女性。

关注我们的
生殖健康

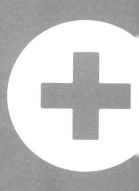

如何让"小蝌蚪"游得更快

很多朋友问我吃什么对"小蝌蚪"好,能让"小蝌蚪"游得更快、更有活性。首先,可以吃生蚝,因为生蚝里面含有锌,锌对"小蝌蚪"的活性更好,可以让它游得更快,而且对生殖系统有好处,但是生蚝一定要做熟,蒸熟或者烤熟吃,千万不要吃生的生蚝。

很多朋友觉得吃生的生蚝劲儿更大,这不仅没有科学依据,而且生的生蚝里面还有很多寄生虫,会导致很严重的疾病。像一些海产品,如生蚝、扇贝,都有补锌的作用,坚果如核桃也有类似的作用。核桃长得像脑子,但它不是补脑子的而是补锌的。

男性的"小蝌蚪"怕什么?怕吸烟、喝酒,怕久坐,还怕长期骑自行车。为什么受孕前3个月就要开始戒烟、戒酒呢?因为受孕的精子其实是3个月之前生成的精子,所以要备孕3个月。

精子喜冷怕热，喜欢凉一些的环境，怕高热潮湿，所以很多男性热衷的蒸桑拿、泡温泉对精子并不友好。备孕的朋友，特别是男性朋友，一定要了解这些知识。游泳、快走、慢跑、深蹲、提肛，这几项运动都有助于男性健康。

如何选择叶酸

　　我相信备孕过的女性朋友都吃过叶酸。受孕前的3个月开始吃叶酸，是为了防止胎儿神经管畸形。如何选择叶酸呢？叶酸价钱不一，比如十几块钱的叶酸，它只含有叶酸，而几十块钱甚至更贵的那种，是复合型的维生素，里面含有叶酸和多种维生素。如果你不挑食，什么蔬菜、水果、饭菜都吃，就可以单纯地吃那种十几块钱的叶酸；如果挑食，建议还是吃复合型的，因为复合维生素中除了各种维生素外，叶酸的含量有可能更高。

孕妇能不能拍片子

有一次值夜班，后半夜来了一对年轻的夫妻，男人陪着爱人来看病。女人主诉：咳嗽后出现憋气。内科已经初步做了心电图，排除了心脏的问题，她既往有自发性气胸的病史。听诊后，我的初步判断是：右侧自发性气胸。气胸是需要拍X光片来确诊的，之后需要进一步行胸部的CT来确定气胸的量和性质，这关系到患者是否需要手术治疗（胸腔闭式引流术）。

但是，一个问题出现了：女人怀孕4个月，她拒绝去放射科进行影像学检查，怕有辐射，怕导致孩子畸形。在放射科的门口，我们通常会看到一些提醒的标语：孕妇进行检查前请说明。这其实并不是说孕妇不能进行这些检查。

这个孕妇后来憋气的症状加重，我和她讲述了其中的辐射问题后，她决定去照一个胸片，胸片显示：右侧气胸（量大），肺部压缩约80%。之后她住院，行手术治疗后康复出院。

孕妇能不能照X光片？关键是剂量。X射线确实对人体有一定的辐射，也会对胎儿产生一定的影响，但是辐射必须达到一定的量才会对其产生损害。

2017年妇产协会发布指南：对于胎儿，不同胎龄对应不同的射线安全剂量。

妊娠0～2周：致畸剂量的阈值是50～100mSv（毫西弗），主要影响是致胎儿死亡；

妊娠2～8周：致畸剂量阈值是200mSv，主要影响是造成胎儿先天畸形；

妊娠8～15周：致畸剂量阈值是60～310mSv，主要影响是智力发育和畸形。

所以，胎儿的最小影响剂量阈值是50mSv，理论上只要不超过这个数值就是安全的。孕妇做腹盆CT最大的辐射剂量是34mSv，远远低于50mSv。如果做的是头部CT，放射科医生会用铅衣盖住孕妇腹部，胎儿受到的辐射剂量是很低的。

如果拍的是胸片，胎儿受到的辐射剂量几乎是可以忽略不计的。一般情况下，一张普通胸片的辐射剂量是0.02mSv，一张膝关节X射线是0.005mSv，一个头部的CT是2mSv，一个胸部CT是8mSv。这些辐射剂量都在安全范围内。要达到50mSv，相当于要连拍2500次普通胸片，或者连做6次以上胸部CT，所以辐射必须达到一定的程度才会产生伤害，不能离开剂量而定。

与性生活有关的意外及疾病

一周"啪啪"几次最好？通常一周内，30岁的人是两到三次最好，40岁就是一到两次，20岁三到四次。过多肯定是对身体有一些损伤的。过少也不好，可能会导致前列腺炎，适当、适度是最合适的。有个说法叫一滴精十滴血，这个没有科学依据，多吃一些含锌的东西，比如海产品还有坚果，有助于"小蝌蚪"游动。

在"啪啪"过程中，有个尴尬的问题叫阴茎折断，又称为"阴茎骨折"，是阴茎在勃起状态下受到外力直接作用，造成白膜及阴茎海绵体断裂，并不是真正意义上的骨折。包皮系带是冠状沟下方正中连接龟头与阴茎体的皮褶。系带是男性最重要的性敏感区，十分脆弱，容易撕裂。

小情侣春潮澎湃，常因猴急缺乏前戏使女方不够湿润，或玩嗨时用力过猛致包皮系带撕裂出血，包皮过长或包茎患者常常合并系带过短，更容易发生系带裂伤。如果你当时正准备飘到云端，突然"啪"的一声，并感到"丁丁"疼痛难忍，瞬间被拉回了现实，之后"丁丁"皮肤瘀青血肿加重、触痛明显，低头一看，它已经变成"紫茄子"了，那么你不用多想了，"丁丁"完蛋了，"枪"断啦。

怀疑阴茎挫伤时，要及时举白旗投降，立马冷敷，立即到正规医院救治。越早就诊，越早处理；严重者越早手术，术后美观和性功能恢复的可能性就越大。系带裂伤会引起疼痛和持续出血，请拿干净纱布或者毛巾等压迫止血，然后到医院就诊，消毒后，医生做缝合或者择期做系带延长术。

有一个病例，21岁的女性宫颈癌晚期，她在两年前有一个男朋友，多次同房后发现下面有出血现象，去医院检查之后发现是宫颈癌晚期。宫颈癌跟我们的人乳头瘤病毒（HPV）感染有关系，但是HPV阳性并不一定是宫颈癌。宫颈癌现在已经升为第二大女性好发癌症，第一是乳腺癌；第二就是宫颈癌。宫颈癌有一些好发因素，第一个是多异性的伴侣；第二个是小于16岁、过早同房；第三个是多次流产、早产、多产，而且跟个人卫生不干净都有关系。它有一个典型的表现叫接触性出血，就是同房后出血。还有就是用力大便，下面也会出血。如果有这种情况或者上面行为的患者，要及早去医院检查。

如何呵护女性的乳房

乳房不能乱揉

两个惨痛病例告诉你。

第一个病例。一个年轻的女性在哺乳期出现了一侧乳房的胀痛，症状还有包块、高烧，其实这是一个很典型的急性乳腺炎。她找了一个通乳师，去按摩乳房促排乳，但是通乳师的手法特别暴力，大力地去挤压她的乳房。她当时就觉得特别疼，第二天发现乳房胀得都不敢动了，去医院一查发现已经化脓了，后来做了切开引流才得以治疗。急性的乳腺炎确实是乳汁淤积引起的，可以去排乳按摩，但是千万不要找一些不正规的按摩师或者通乳师，暴力地按摩或者用不正规的手法会损害乳房。

第二个病例。这个比上一个更加惨痛，一个40多岁的女性，体检时发现右侧的乳房有一个小肿块，进一步检查发现竟然是一个浸润性的癌症，同时发现左侧的乳房有多个散在的细小样钙化灶。住院后医生询问病史，患者说自己总是做一项保养——乳房的精油按摩，并说按摩之后觉得特别疼，针刺样的疼痛很明显，觉得按摩师用的力气很大。医生判断，不排除暴力引起的乳腺腺管炎，还有一些腺体损坏形成的钙化灶，从而导致这种肿瘤的出现。

当然，造成乳腺癌有很多种原因，暴力按摩乳房有可能是其中一个诱因。很多女性朋友觉得乳房像梨一样，但其实乳房像一串葡萄，我们去用力地挤压或者按压一串葡萄，可以想象有多么可怕。

伤心综合征

有一个病例，23岁的小姑娘乳房上长了9个肿块，最开始她摸到只有1个像绿豆粒大小的肿块，后来逐渐发现双侧多个肿块，而且伴着腋窝淋巴结肿大，去医院一检查发现是癌症。什么原因呢？这小姑娘总是和父母生气，总是和男朋友吵架。90%的疾病，和生气是有关系的。生气会导致心脏改变、血流改变，有一种病叫伤心综合征，会对心脏有损伤；生气会导致肺脏受损，我们常说肺气炸了，就是生气导致肺泡的扩大；生气会导致肝脏的损伤，怒伤肝；生气会导致甲状腺还有乳腺的一些疾病，甲亢有一个表现就是易发怒，乳腺疾病也是一样的。所以大家一定要记住别生气，爱护好自己的身体。

如何治疗乳腺增生、预防乳腺癌

乳腺增生用不用治疗？首先我们要明确诊断到底是不是乳腺

增生。乳腺增生有一个特异性的表现，就是在月经前期或者月经期出现乳房胀痛，还有乳房内一些包块变大，但是随着月经的结束，胀痛感便逐渐减轻，包块会逐渐变小。但是我们要小心乳腺癌，它好发于乳房的外上象限，单个肿块（一般）按着比较硬，不疼。

乳腺增生是不需要治疗的，宫颈糜烂也不需要治疗，还有甲状腺结节，95%的甲状腺结节比较小，都是不需要治疗的，肝囊肿、肝的血管瘤、肾囊肿大多数是不需要治疗的。我们要定期去复查，看它有没有变大，如果没有是不需要治疗和手术的。

如何预防急性乳腺炎

急性乳腺炎好发于初产妇。平时我在诊室里工作的时候，总是有年轻的女性，戴个帽子，穿得严严实实的，初步判断她可能是乳腺炎的患者。乳腺炎的症状，第一会突然间高烧，超过39℃；第二，乳房胀痛。为什么会得乳腺炎？因为乳汁淤积，乳汁很有营养，一旦淤积会造成细菌的滋生。

如何预防乳腺炎呢？答案是防止乳汁淤积。乳汁淤积，生活中我们常常称之为堵奶，就是哺乳期妈妈乳汁出不来，积在乳房里出现硬块的现象，需要排空乳房内的乳汁。得了乳腺炎的妈妈患侧是不能喂孩子的，患侧要把乳汁排出来，健侧可以喂孩子。

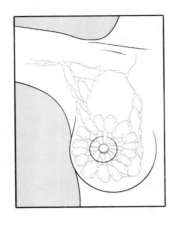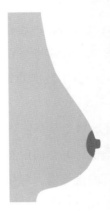

以下几种情况都容易造成乳汁淤积，宝妈们平时多多注意，预防乳汁淤积的发生：

1. 长期穿带钢圈的文胸或文胸太紧的妈妈。

2. 有较严重的乳腺增生的妈妈。

3. 喂奶时间不规律或喂奶姿势不正确的妈妈。

4. 吃得过于油腻的妈妈。

5. 情绪波动太大的妈妈也很容易堵奶！

如何保护每月一次的好朋友

妇科医生告诉我，痛经是很疼的，可以吃一些止疼药，如果不想吃药，中医科的医生给了大家一个小偏方，就是喝姜茶。把姜切成丝煮水，喝姜茶水，可以缓解痛经。

民间常有个说法是，小肚子的冰凉是宫寒。子宫存在于盆腔里，它的温度和肝脏、肾脏、脾脏是一样的，在西医里不存在宫寒这种说法。为什么月经里面会有一些小的黑色血块呢？这跟月经量多少，还有时间有关系。它在子宫或者阴道停留的时间比较长，就会出现一些黑色的月经血，主要表现在前两天跟后两天，但是如果有一些大的黑血块，建议大家去医院检查，可能是子宫肌瘤，或者腺肌症。如果有一些小的黑血块，这是正常的，因为会有一些子宫内膜脱落和一些黏液。

一个30多岁的女性下腹痛，疼痛很剧烈，在医院检查，发现她卵巢的一个囊肿破了。追问病史，她说在做按摩之后突发疼痛。为什么做按摩？因为按摩院的按摩师听说她的经血颜色发黑，就说她的经血里边有毒，要给她做一些按摩排毒，还要吃一些药，做完按摩之后突然就疼了，其实就是按摩师把她的囊肿给摁破了。经血有时碰上子宫内膜脱落，出来的血并不是有毒的，它颜色发黑只是因为动脉血跟静脉血不一样，动脉血是发红的，静脉血就偏黑一些。大家不要盲目听外面那些所谓的保健按摩、用药，会引起严重的后果。

宫外孕，不要耽误

夜班那天，诊室里来了一对母女，女儿因肚子疼来就诊。

患者23岁，年轻女性，未婚，突发剧烈左下腹痛，伴有恶心呕吐，下腹坠痛，脸色惨白。

"月经正常吗？"这是我的第一个问题。

"正常。"女孩回答得很肯定，边说边时不时地看着她的母亲。

血压90/60mmHg，女孩的症状体征让我总感觉她在隐瞒着什么。

"没有性生活吗？"这是我问的第二个问题。

"没有，肯定没有。我肯定不会怀孕的，我都没有男朋友。"女孩回答得很坚决。

最终，我依然在检查里增添了尿HCG（早孕检查）。

结果回来了，盆腔积液、尿HCG阳性，这意味着女孩宫外孕破裂出血。我立刻联系抢救室，联系妇科急会诊，女孩很快被推进了手术室。

事后妇科医生对我说："那个女孩真悬，进手术室后很快就失血性休克了，打开腹腔血直接就涌了出来，不过还好，血源充足，手术速度也很快，最终脱离了生命危险，不过想想还真是后怕，女孩进手术室前还一直说自己没有男朋友，自己不可能怀孕呢，唉……"

我一阵后怕，如果当时我盲目地听信女孩说的话，不考虑妇科情况，很可能会漏诊。如果当时没有检查早孕，后来再补查会浪费很多时间，宫外孕破裂的大出血是瞬间的，耽搁一分钟可能就意味着失去一条生命。还好，我坚信了自己的判断。

随着社会的进步和时代的发展，近些年年轻女孩宫外孕病例逐渐增多。宫外孕是什么？孕卵在子宫腔外着床发育的异常妊娠过程，以输卵管妊娠最常见。输卵管妊娠是妇产科常见的急腹症之一，当输卵管妊娠流产或破裂急性发作时，可引起腹腔内严重出血，如不及时诊断、积极抢救，会危及生命。

现在年轻女性宫外孕发病率明显上升，这种趋势有三大主要原因：过早的性生活、盆腔的慢性炎症、反复流产。在这里要提醒医生，要相信自己的判断，在患者拒绝一些必要的检查时敢于说"不"，做好解释。有的时候，不可一味听信患者及家属所诉的病情和病史，做好认真的查体是关键。同时也提醒患者，要向医生讲述实情，不可隐瞒病史或者欺骗医生（如既往病史、过敏史、外伤史、手术史、月经情况等）。不要因为不好意思或者一些别的事情欺瞒医生，否则最终伤害的其实是自己。

病毒来袭，
防疫常态化

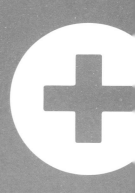

新冠肺炎下，如何自我防护

　　新型冠状病毒引起的肺炎来势凶猛，正确地防疫是保护自己，也是保护家人的重要办法。我们要用科学的方法去预防、去治疗它，一方面把心态放平，另一方面要非常重视。

　　新型冠状病毒是会人传人的，第一种是通过呼吸道传染，所以我们通过戴口罩预防。同时，它还会接触性感染。什么叫接触性感染？最常见的接触部位就是手。我们的手有可能会触摸到口罩，有可能会触摸到一些别的地方，揉眼睛或者脱衣服，接触皮肤；抹嘴巴、摸鼻子或者摸孩子都有可能造成传染。所以一定要记得勤洗手。摘口罩的时候，手直接摘掉耳挂绳，尽量不要碰口罩的其他地方，同时要认真洗手。

　　有人担心，握手或者拿快递或者拿钱会不会导致我们被感染呢？不会。举个例子，对方携带病毒，你们握手后，病毒将存在于你们的手上，但是你们的皮肤是完整的，皮肤的防御系统是很强大的，这个时候是不会被感染的。但是，当你用手去触摸身体上的黏膜部位，比如眼睛、口鼻的时候，就容易导致我们被感染。所以戴口罩很重要，它可以防止呼吸道感染；洗手同样很重要，它可以防止接触性感染。

流感季节，预防当先。戴口罩、勤洗手、少出门。如何正确洗手？记住这几个关键字：内、外、夹、弓、大、立、腕。完成每一步都要五秒钟。内是洗掌心；外，手背；夹，指缝；弓，关节；大，大拇指；立，立起来洗我们的指甲缝；然后就是腕，腕关节。

打喷嚏，应该用肘部挡住口鼻，这样虽然会弄脏衣服，但是避免了细菌和病毒的二次传播。

有朋友觉得毛衣比较松，会不会吸附更多的病毒，导致感染呢？新型冠状病毒喜欢生存的条件，是那种光滑的而不是粗糙的表面，这是跟它的生物习惯和生物活性有关系的，而且它最喜欢在唾液跟飞沫里面生存。所以说穿毛衣不会吸附更多的病毒。还是那句话，戴口罩、勤洗手，保护好自己，这是我们可以做的最好的预防。

疫情期间发烧了怎么办

　　疫情期间发烧了，特别是孩子发烧，到底要不要去医院？第一，一定要明确自己近期有没有跟确诊人员的接触史，如果有，第一时间去医院；如果没有，第一时间观看家人，如果家人同时也出现发烧的症状了，建议还是去医院排除。如果都没有，我们自行测体温，38.5℃以下用温毛巾擦一擦前胸后背，物理降温；38.5℃以上可以吃一些退烧药，辅助地吃一些抗病毒的药物来观察病情变化。好转了，继续观察；不好，建议大家也要去医院。多吃一些水果、蔬菜，多喝水，保持放松的心情。

　　因为疫情，很多朋友心里太紧张了，一看自己的症状，越看越觉得像新型冠状病毒肺炎。新型冠状病毒肺炎有一个特点，就是需要接触史，所以要先通过接触史来排查自己是否有感染的可能性。

如何正确使用84消毒液

　　84消毒液为什么叫84消毒液？因为它是在1984年研制出来的，消毒效果非常好，所以叫84消毒液。84消毒液不可以和洁厕灵一起使用，两者相遇会发生化学反应生成氯气。氯气是有毒气体，会导致喉头水肿、呼吸困难，严重者会危及生命。

　　84消毒液需要稀释之后才能消毒，但是用开水或者热水去稀释的时候同样会产生氯气，严重者也会危及生命。同样，84消毒液不能直接接触皮肤，也不能直接用于衣物的喷洒或者洗衣服，这些错误方式都会把衣服或者皮肤烧坏的。

　　在家如何稀释调配84消毒液？装消毒液的瓶子有一个瓶盖，这个瓶盖大约是10毫升，我们可以倒一瓶盖84消毒液，用500毫升的矿泉水瓶兑两瓶水，搅匀，再将溶液倒在一个盆里。这个浓度就可以了，适合家庭消毒，而且很有效。

　　有些84消毒液的包装做得太像牛奶的包装了，有小朋友的家庭一定要注意，很多小朋友可能会误食、误喝，请家长把消毒液放在孩子够不到的地方。同时也呼吁商家在做消毒产品的时候，不要将外包装做得像牛奶或其他食品的包装。

有的朋友认为肥皂能洗衣服，那肥皂水是不是也可以消毒呢？肥皂水并不能杀灭病毒，它只有洗涤的作用，当然它可以把我们手上的大部分病毒洗掉。平时出门的时候，可以用75%酒精作为消毒水，它是可以直接杀死病毒的，特别是新型冠状病毒。但是，如果手比较脏，这些脏东西会形成一层保护膜，把病毒保护起来，使酒精无法渗透进去。所以先用肥皂水清洗双手，之后再用酒精对手部进行消毒，这才是最好的杀灭病毒的方法。

如何正确佩戴和处理口罩

　　口罩可以预防一些传染病，特别是一些呼吸系统的疾病，口罩有很多种，建议大家选择医用外科口罩，这种口罩是防止传染或者防传播传染病效果比较好的。戴上之后，把上边沿的硬条按一下，贴紧鼻梁，才能更有效地预防传染性疾病。

　　口罩使用几个小时后，就需要丢弃了，用酒精消毒口罩的方法是不可取的，用微波炉高温消毒也是不可取的。口罩是干燥纺织品，很容易在微波炉里燃烧，严重时会爆炸。用家用消毒柜消毒口罩的办法也是错误的，很多臭氧消毒柜里面是高温的，把口罩放在消毒柜消毒很有可能会引起燃烧、爆炸。

　　口罩用完之后，如何正确地处理它？有的人认为用完之后应该用火把它烧掉，有人说口罩用完之后要用开水去煮，还有朋友说要用剪子把它剪坏，其实这些都不是科学的方法。口罩用完之后把它摘下来，可以放在塑料袋子里面，然后把它封闭包住，有条件的朋友可以在里面倒入一些酒精，密闭封死，然后扔到废弃

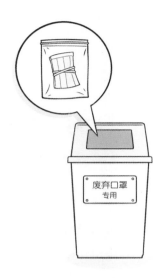

口罩专用垃圾桶里面，这才是口罩正确的处理方法。

疫情时期，我接到一个任务，一位女性在超市里感到呼吸困难。我到现场，看第一眼就觉得有些不对劲，她耳朵上挂有很多根口罩挂绳——戴了三层口罩。她这个呼吸困难，就是戴太多层口罩导致的。我跟她说，你太过于惊慌了，没有被传染上反而快把自己憋出病来了。她说："没办法，我太害怕了，我家里没有吃的东西，我只好赶紧出来买。又怕被传染，就觉得多戴几层口罩才安全，没想到快喘不上气了。"其实戴三层口罩是没有用的，戴一层就可以有效地预防病毒感染。疫情期间，大家不要过于恐慌，但是一定要重视。

疫情期间，慢性病如何管理

疫情期间，慢性病需长期用药的患者，药吃完了怎么办？很多慢性病，如高血压、糖尿病、冠心病、慢阻肺，都需要遵医嘱按时用药，不可擅自盲目停药，否则会导致疾病急性加重。如患者担心去综合医院有交叉感染的风险，可以前往附近的社区医院就诊取药。

社区慢性病药品配置程度不同，有些社区药品的配备是齐全的。也可在适当的防护条件下凭已有处方去附近药店，或者请健康的青壮年家属帮忙，按照各医院的规定携带患者的相关证件及病历，去以前常去的医院取药（次选）。特殊时期，慢性病患者更应该格外注意病情管理，按时、规范用药。

新型冠状病毒疫情发生后，我们发现，有基础病、慢性病的患者，特别是老年人感染了新型冠状病毒之后，病情更重，为什么呢？我们都知道，新型冠状病毒人人都易感，但是老年人，还有一些慢性病患者，感染之后导致重症肺炎出现的可能性会更大。

比如老年人如果有糖尿病，长期的高血糖会导致全身的营养不佳，而且免疫力、抵抗力减退，同时会出现一些血管、神经系统并发症，导致机体的防御功能下降。所以在这个时期，有一些基础病及慢性病的老年朋友，一定要注意保护好自己，戴口罩，勤洗手，尽量少去人流密集的地方，这是最好的预防办法，同时还要治疗已有的基础病。

另外，我请教了各科医生，他们对慢性病患者在疫情期间的自我保护提出了建议：

1.呼吸内科医生建议，不要在马路边锻炼，灰尘对呼吸系统是有一些损伤的。

2.内分泌医生建议，糖尿病患者，不要轻易去拔牙，控制好血糖之后再去拔牙。

3.神经内科医生建议，不要突然猛地快速回头，会导致血管的斑块脱落，导致脑梗死出现。

4.肾内科医生提醒，不要憋尿，憋尿对泌尿系统有损伤，还有可能导致膀胱癌的出现。

5.消化内科医生提醒，不要用矮桌子吃饭，窝在那里，对消化不好，长期如此会引起胃病。

6.心血管医生建议，有冠心病的朋友在吃完饭半个小时之后再去活动。

复工后需要做好自我防护

上班期间，如何做好自我防护？记住四个"少"：

第一"少"，少坐地铁跟公交，如果乘坐交通工具，要注意戴好口罩；可以步行或者骑单车去工作，但这跟上班路程是有关系的。

第二"少"，少乘坐电梯，因为电梯的空间比较狭小，比较密闭，人员又比较多，建议有关部门定期给电梯消毒。如果楼层不高，可以走上去，有助于锻炼。

第三"少"，少去食堂，可以从家带饭。如果去食堂，应该少说话，赶紧吃饭，避免面对面地坐着吃饭，可以并排吃饭。

第四"少"，建议领导少开会。

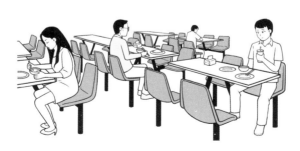

比病毒更可怕的是谣言

喝点板蓝根可以预防病毒

板蓝根对预防新型冠状病毒并不会有太大的作用，喝多了板蓝根，反而有可能会损伤胃黏膜，对胃肠道有损伤。

吸烟可以预防新冠

吸烟不仅不能预防病毒感染，还会降低身体的抵抗力。同时在吸烟的过程中，手会反复地接触口鼻，增大感染的概率。万一感染，发生重症的风险也比常人更大。

高度白酒能杀死病毒

新型冠状病毒在56℃的环境下30分钟会死亡，而且浓度为75%的酒精对它有抑制作用。那么喝高度白酒，喝完之后再去洗个热水澡，或者蒸个桑拿，是不是可以预防或者杀死病毒呢？这个方法是不可行的，也是错误的。喝完白酒之后去蒸桑拿，不仅不能预防或者杀灭病毒，还有可能会导致心脑血管意外，严重者会引起死亡。

生活中省钱又管用的健康小妙招

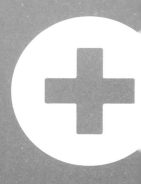

口腔卫生，从保护我们的牙齿开始

一说到大白牙，我们的第一反应就是"洗牙"。人们俗称的"洗牙"，医学术语称为"洁治"。

所谓"洁"，就是去掉牙面的细菌、牙石、色素等牙垢；而"治"则指它是治疗牙周病的基本方法之一。牙龈与牙根面之间存在一条0.5～2毫米深的浅沟，称龈沟。正常牙龈与牙根面紧贴，呈不开放状态。龈沟内易积存食物碎屑，附着菌斑，成为细菌生长繁殖的良好区域，由于其呈封闭状态，不易清洁，常导致牙龈炎症及牙周疾病的发生。

有人认为每天认真刷牙，就不用洗牙了，这是不对的。因为牙齿在彻底清刷后的半小时内即会有新的菌斑形成，在30天内可达到最大量，久而久之即成为牙结石（就和烧水壶里堆积的软垢一样），这是堆积的细菌，可引起牙龈炎、牙周炎、出血、口臭，最终引起牙齿松动，甚至脱落。

及早清除牙石，牙齿虽然松动但还可能挽救，若一直不清除则会持续造成牙周破坏，最终导致牙齿脱落。对于牙周炎患者，其牙周组织已经发生了破坏，牙石包绕在牙齿周围，使牙根免受外界刺激。洗牙去除牙结石后，可能会表现出牙龈退缩和牙根面的暴露，对外界刺激较为敏感。这种敏感大约半个月后会慢慢适应，症状会逐渐消失。牙周病越严重，出现敏感的可能性越高。对于已经出现的敏感，可采用脱敏、使用抗过敏牙膏等方法。

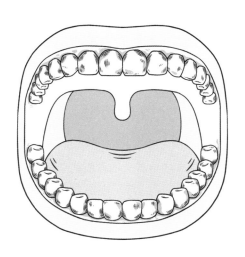

一般1~2年应常规"洗牙"1次，当然，也可根据个人情况而定。口腔卫生差、牙面粗糙、牙排列不齐、有不易清洁的修复体

或易形成牙结石者，"洗牙"的间隔时间应短些。

洗牙虽好，但并不是所有人都适合洗牙哦！特别是以下5类人群：

1.患有出血性疾病的人群，如血小板减少症患者、白血病患者、未控制的2型糖尿病患者等，应该预先适量应用促凝血药物，控制凝血速度，以免洗牙时出血不止。

2.患有急性传染病的人群，如急性肝炎活动期、结核病患者等，这类人应该等到疾病稳定后，再到医院洗牙。一方面是因为病情，另一方面也要避免传染他人。

3.口腔局部软硬组织炎症处于急性期的患者，应该待急性期过后再洗牙，以免炎症通过血液传播、扩散。

4.患有牙龈部恶性肿瘤的患者，不宜接受常规洗牙，以免肿瘤扩散。

5.患有活动性心绞痛、半年内发作过的心肌梗死以及未能有效控制高血压和心力衰竭等的患者，不宜接受常规洗牙治疗。

牙刷需要多长时间更换一次

牙刷是用来刷牙的，让牙齿和口腔更加健康，但是时间过久会导致细菌滋生，从而引起一些口腔的疾病。所以牙刷一般的更换时间是三个月，但是如果发现牙刷上的毛卷了或者分叉了，建议及时更换。家里的长辈，特别是老年人出于节省，有时候一把牙刷用半年或者一年，这是一个不好的做法。

如何正确购买牙膏

很多朋友觉得几十块钱的贵牙膏比便宜牙膏好，其实不对。牙膏的主要成分是打磨剂和发泡剂，几块钱的和几十块钱的都含有。那么，几十块钱的贵在什么地方了？它里面可能还有一些另外的成分和功用，比如消炎、止疼、消肿，甚至止血作用。比如牙龈出血了，可能有些朋友会选择一些止血的牙膏，但有很多原因会导致牙龈出血，比如牙结石、一些口腔疾病，甚至还有一些血液病，使用止血牙膏，局部是不出血了，但它却掩盖了病情。所以我个人建议不要过多相信牙膏夸大的功能。牙齿有不舒服的，还是应该去正规医院检查，不要全靠牙膏，牙膏没有那么大的功效，建议牙膏也定期更换。

如何正确洗澡

洗澡有顺序，先洗脸，然后洗胳膊、洗腿、洗身体、洗头发。因为水温比较高，洗澡会导致我们的毛孔打开。先洗脸，能防止一些脏东西在毛孔里面闭塞，出不来。然后洗身体，从四肢——胳膊腿远心端开始洗，洗完身体之后最后再洗头，这样对血液循环是有好处的。大家记住洗澡的时间最好控制在20分钟以内，水温在40℃就可以了。时间过长对身体不好，水温过高对身体也不好。

很多人认为洗澡时间应该很长，多洗一些时间。特别是女性朋友，洗澡20~30分钟，甚至更长，而且将水温调得很高，觉得烫在身上的感觉很舒服、很放松，其实这是错误的。时间过长会导致血管扩张，然后水温一下降、一出浴室会急剧收缩。特别是有动脉硬化的朋友，急剧收缩之后会导致一些意外的出现，比如心肌梗死，还有脑卒中。所以大家一定要记住，洗澡的时间应该在20分钟以内，水温在40℃就可以了。

冬天来了，天气比较干燥，很多朋友觉得皮肤发干、发痒很难受。因为冬天天气比较干，所以皮肤也会干，加上代谢比较慢，分泌的油脂也会减少，油脂一少人们就会出现瘙痒的症状。我们在洗澡的时候会用沐浴露，用沐浴露会带走身体表面皮肤的油脂，会加重症状。所以冬天来了，洗澡的时候少用沐浴露，建议大家一个月用1到2次就可以了。洗完澡可以往身上抹一些乳液，多抹一些，手也一样，这样可以防止皮肤发干、发痒。

不能立即洗澡的情形

- 空腹和饱腹的情况下，不可以立即洗澡。空腹有可能会引起血管收缩，导致晕厥；饱腹会引起心脑血管意外。建议大家饭后1~2小时再去洗澡。
- 饮酒后不可以立即洗澡。如果喝酒喝得不多，建议两个小时之后再去洗澡。
- 剧烈运动后洗澡，觉得冲个凉水澡很舒服，这个一定要小心。特别是年轻的朋友，这样做有可能导致心肌梗死。剧烈运动后不可以立刻洗澡。
- 睡觉前的一个半小时之内不建议洗澡，会影响睡眠。
- 身体不舒服的情况下，比如发烧，不建议洗澡，这会增加我们的基础代谢，用温毛巾去擦一下前胸和后背就好。

挤痘痘很常见，却是高危行为

冬天天气干燥，许多人容易起痘。几天前一个朋友向我咨询："嘴角上起了个黄豆大小的痘痘，怎么办？能不能挤？"我阻止了他，告诉他必须去正规的医院让医生处理。许多朋友可能也会存在这样的疑问："不就是一个痘痘吗，还要去医院找医生处理？"我给大家介绍几个挤痘引起的悲剧：

病例一：喻先生上嘴唇左边长了一粒痘痘。长痘痘不就是个小事嘛，肯定是火气太旺造成的。大部分人都会这么想，他也没当回事，习惯性地用手给抠掉了。

不承想，抠了之后，他的嘴唇肿了起来。但家人看到依旧不以为意，买了一瓶消毒药水给喻先生涂，并且认为"应该没什么事"。

随后，喻先生的嘴唇越来越红肿，并且开始发高烧，脸部炎症已经扩散到了身体其他器官，眼睛、肺部都出现了严重感染。

医生告诉他："败血性肺炎是可以通过海绵窦导致颅内感染的，病情凶险，死亡率很高。"

病例二：11岁女孩小娜没有想到，挤挤青春痘竟然也会造成生命危险。一年前小娜的脸上长出一些青春痘，女孩爱美，她时常用手挤痘，想让痘痘快点消失。

一周前，小娜又挤掉了鼻子旁的几颗，第二天就开始发烧，接着全身疼痛。在当地医院治疗4天后，症状更加严重。她的左手臂肿胀得无法动弹，全身发紫，家人忙将她送到当地儿童医院求医。经查，小娜患的是重度的脓毒血症、骨髓炎，双肺有脓肿，通过穿刺发现了脓液。医生马上进行手术，从她左肩部引流出100多毫升脓液。原来小娜感染的是金黄色葡萄球菌，起因是挤痘痘后发炎。

病例三：沈阳一位22岁男孩小天，因为没洗手挤痘痘后出血，在短短3天内高烧至昏迷，引发脑膜炎。22岁的小天到医院就诊时，嘴唇和眼睛都肿胀外翻得很厉害。

原来，小天在家和朋友们聚会，有朋友说他嘴唇上的痘痘太丑，不如挤了。当天晚上，小天也没有洗手，就用手将唇边的痘痘挤了一下。当时没有特别的反应，虽然有些小肿胀和疼痛，他也没放在心上。第二天，小天发现嘴唇肿胀得厉害。将近3天的时间，小天开始出现胸闷、气短、高烧等不适症状。经过一系列针对性治疗后，小天的病情才得到了有效控制。医生告诉他，这种病如果不能及时诊断，可能造成多器官衰竭。

看过这3个病例大家有没有找到一个共同点：被挤的痘，位置都是在口鼻附近？这个区域被称为"危险三角区"：面部的危险三角区一般是指两侧口角与鼻根部的连线所组成的三角形。这个地方有些血管是通到大脑里面的，也就是颅内。挤压这个部位的痘痘时，可能会挤破血管，有一些病菌会顺着血管逆行到达颅内，引起颅内感染，严重的会导致生命危险。

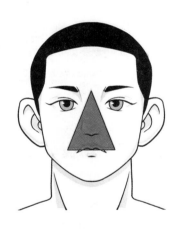

危险三角区

青春期的孩子挤痘痘很常见，但却是高危行为，如果双手没有洗净或指甲太长，容易将手上的细菌带入痘痘内，轻则面部感染，小痘痘变成大脓包，留下痘印，重则可能危及生命。

青春痘如果并不严重，可保持面部清洁，等它自然痊愈，如果较为严重，最好到正规医院皮肤科就医，药物治疗。

治痘、祛痘印就用它

起痘了，在痘没破的情况下，可以用碘酒去涂。如果痘破了，可以用碘伏去涂，也可以用红霉素软膏，或者眼药膏去涂。如果想去痘印，可以用维生素A酸乳膏，要避光使用，也就是睡前使用，孕妇和哺乳期的女性禁用。点涂，不要涂满脸或者大面积去涂，出现不适症状应该立刻停用。但这只是对某些症状有效果，不建议长期反复使用，想要皮肤好，还是多喝水，多运动，这是对皮肤最好的方法。

爱长痘痘应该少吃什么

很多朋友觉得长痘了，应该少吃辛辣食物，比如辣椒一类。其实不是，应该少吃甜食，还有高胆固醇类的食物，牛奶、鸡蛋也要少吃。

如何敷面膜

面膜不能每天都用，频繁使用面膜会使皮肤过度水合，从而加速角质层脱落，引起痤疮或者痘痘，每周用两到三次就可以。

敷面膜时间最好控制在15分钟以内，而且把面膜摘了之后要洗脸，用清水把脸洗干净，这样可防止皮肤水分蒸发，也防止细菌滋生，否则不利于护肤品吸收，而且会堵塞毛孔。

颈椎病、脖子疼，三个简单动作来缓解

很多朋友总是低头玩手机、打游戏，或者玩电脑，一玩就是几个小时，这对颈椎的损伤是很大的。我们的颈椎并不是直的，而是弯曲的，但是长期低头会导致它变直，变直之后，它会压迫里面的神经、血管、脊髓，导致手臂发麻、头晕、脖子疼，所以一定要保护好颈椎。

为什么扭脖子时会"嘎巴嘎巴"响？

很多朋友特别害怕，觉得是不是病。其实不是，颈椎有一些小的关节，关节里面有一些小的气泡，还有一些韧带的磨损，都会导致"嘎巴嘎巴"响，但是不建议大家总是这样去活动脖子，颈椎总是这样嘎巴嘎巴拧，很容易错位，严重者会危及生命，会导致脑血管的问题。建议颈椎不好的朋友多抬头，可以适当地、慢慢地左右看，这才是保护颈椎的方法。

有一个案例，27岁的小刘觉得颈椎不适，于是去楼下一个不正规的按摩店按摩。按摩师给他做了一种手法，叫扳法，也叫扳脖子。当时小刘没觉得有什么不舒服，可是晚上就头晕恶心而且吐了，去医院就诊，症状逐渐加重，第二天死亡。后来医生说，那就是扳脖子导致颈椎的错位引起的。所以，不要让按摩师给你扳脖子，不然，轻者觉得不适，严重者会引起高位截瘫甚至死亡。如果真的需要，建议大家去正规医院。

简单动作缓解颈部不适、锻炼颈椎

一个缓解颈部不适的毛巾操，只有三步，很简单。

第一个动作，把毛巾放在颈后，抵抗着去摩擦，这样可以促进血液循环，缓解颈部不适。

第二个动作，抬起头来，练习背阔肌力量，缓解颈部不适。

第三个动作，抬起胳膊来，然后头往另一边来够，有一个抵抗，每组做20次。

这三个动作每天练两到三次，效果不错。

再介绍锻炼颈椎的方法。头贴墙，肩膀贴墙，屁股贴墙，脚后跟贴墙，成一条线，这个很简单，但是可以锻练颈椎。

如何缓解膝盖疼、腰痛、椎间盘突出

陆女士10年前查出了糖尿病，老伴想通过走步的形式帮助她降血糖，于是他们每天暴走2万～3万步。10年之后查出了膝关节严重受损，夫妻双双置换膝关节。很多年轻的朋友也喜欢暴走，认为走得多了锻炼身体，还能减肥，但这是一个极大的误区。膝关节上的软骨反复磨损，会导致软骨损坏，进而导致膝关节的病变。很多膝关节痛并不是年纪大老化了引起的，而是错误的运动引起的。不能暴走，走路每天6000～8000步是最好的。

偏方治骨刺

昨天诊室里来了一位退休的老师，65岁左右，男性，他说右侧的膝盖疼得很厉害。当他把膝盖露出的时候，黑乎乎的药膏裹在上面，外面裹了一个塑料布一样的东西，打开发现膝关节处的皮肤已经感染、破溃。我问他是怎么导致的，他告诉我是一个治骨刺的偏方，药膏是跟别人买的，很贵。大多数骨刺是不需要治疗的，我们的膝关节好发骨刺，还有一些骨刺长在腰椎、颈椎、肩关节、足跟，它是一种自我的保护，能起到关键的稳定作用。不要因为害怕就要做手术去切掉它，也别道听途说使用一些保健品或者抹药膏。它们如果能把骨刺去掉，骨头不也一样被融化了吗？

延长膝盖寿命，这一招简单有效

膝盖是人体很大的一个负重的关节，要保持它的稳定性，就要加强股四头肌的力量。方法很简单：坐在椅子上，脚适当地离开地面，坐直；一条腿慢慢抬起来，脚尖绷紧，可以明显地感觉到肌肉酸痛，坚持15秒；然后换另一条腿，也是脚尖绷紧。离开椅子，可以感觉到股四头肌明显地酸疼。这个动作每天加以练习，可以增加股四头肌的力量。

膝盖最怕什么？怕负重，怕下蹲，怕上下楼还有爬山等一些动作，所以要保护好膝盖。教大家一个小动作，可以让膝盖的寿命延长：把小毯子卷成一个卷，垫在两腿的腘窝下面，就是膝盖下面；往后坐，后面放一个垫子；后背贴紧垫子，然后两条腿慢慢摆动就可以了。动作很简单，老年朋友也可以练。对于有病患或者受伤的腿，可以用健侧帮助它前后晃动。

腰痛、椎间盘突出

很多腰椎的问题，症状并不在腰而在腿上，它拽着腿疼是压迫坐骨神经造成的，这时候有一个很简单的锻炼方法：双臂伸直，按压住桌子，用肚子去贴近桌面。这样可以练习腰背部肌肉的力量，有助于缓解腰痛。对力量要求不高的女性朋友可以练，每天坚持可以更好地缓解腰椎疾病。

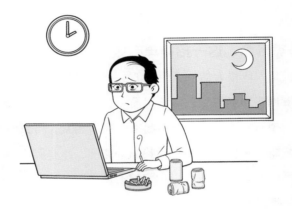

肩周炎的自测和康复锻炼

肩周炎又称肩关节周围炎，俗称凝肩、五十肩。由肩部逐渐产生疼痛，夜间为甚，逐渐加重。肩周炎以肩关节疼痛和活动不便为主要症状，好发年龄在 50 岁左右，女性发病率略高于男性，多见于体力劳动者。肩周炎是可以自愈的。那为什么又需要治疗呢？

如果得不到有效的治疗，有可能严重影响肩关节的功能活动，肩关节会产生广泛的疼痛，并向颈部及肘部放射，还可能出现不同程度的三角肌的萎缩。简单地说，肩周炎可以不去治疗，但如果不掌握正确的锻炼方法，好了以后，因为无菌性的粘连，会导致肩关节的活动度大不如前。

肩周炎的表现是什么

1.肩部疼痛，起初肩部呈阵发性疼痛，多数为慢性发作，以后疼痛逐渐加剧，或钝痛，或刀割样痛，且呈持续性，气候变化或劳累后常使疼痛加重，疼痛可向颈项及上肢（特别是肘部）扩散，因受寒而痛者，则对气候变化特别敏感。

2.肩关节活动受限，肩关节向各方向活动均可受限，以外展、上举、内旋外旋更为明显，随着病情发展，由于长期废用引起关节囊及肩周软组织的粘连，肌力逐渐下降，加上喙肱韧带固定于缩短的内旋位等因素，使肩关节各方向的主动和被动活动均受限，特别是梳头、穿衣、洗脸、叉腰等动作均难以完成，严重时肘关节功能也会受影响，屈肘时手不能摸到同侧肩部，尤其在手臂后伸时不能完成屈肘动作。

什么原因引起肩周炎

1.40岁以上中老年人，软组织退行病变，对各种外力的承受能力减弱。

2.长期过度活动、姿势不良等所产生的慢性致伤力。

3.上肢外伤后肩部固定过久，肩周组织继发萎缩、粘连。

4.肩部急性挫伤、牵拉伤后治疗不当等。

如何自测和康复锻炼

过去肩周炎好发于50岁左右的人，但是现在随着大家玩电脑的时间拉长，很多年轻朋友也出现了肩周围的疼痛，如何自测呢？第一个动作，梳头，抬起手来做梳头的动作，如果你抬不起来或者抬起来的时候，肩膀比较疼了，有可能是肩周炎。第二个动作，去够肩胛骨，正常来说可以够到这个位置，但是你若抬到这个位置就抬不起来了，有可能是肩周炎。

治疗方法，功能锻炼：

1.拉轮法。

2.爬墙法。

3.屈肘甩手法。

肩周炎是可以自愈的，自愈时间一般为1～2年，掌握正确的功能锻炼方法可以有效缓解症状和加速自愈，可以到医院就诊骨科、疼痛科及康复科接受指导、治疗，放松心态，循序渐进，切不可暴力锻炼。

如何让熬夜的损伤降到最低

我们都知道熬夜不好，但出于生活还有工作的压力，很多时候需要熬夜。有朋友问我，有没有什么办法可以让熬夜的损伤降得更低呢？第一，喝牛奶——热牛奶；第二，多喝白开水，促进代谢跟循环；第三，不要喝浓咖啡跟浓茶，这个会损伤心血管；第四，熬夜期间多吃一些水果，注意不要吃凉水果；第五，如果您熬了一个通宵，到早上了一定要吃早餐。记住这五点，可以把熬夜的损伤大大降低。

之所以有人往床上一躺睡不着，是因为大脑的思维还很活跃，我教大家一个放松大脑、快速入睡的小办法。很简单，躺在床上之后放松，自己默默地想：头皮放松，眼睛放松，鼻子放松，嘴放松，然后手可以慢慢地握拳，用指尖去触碰掌心，感受它的温度，头皮放松，眼睛放松，鼻子放松，嘴放松，感觉它的温暖。睡觉之前千万不要玩手机，也不要想一些让你特别兴奋的事情，这样会导致大脑过于兴奋而无法安然入睡。

前两天我一个朋友说他这几天睡不好，他以前总是把手机放在枕边，他怀疑自己头里长了肿瘤。辐射分为两种，一种叫电离辐射，一种叫非电离辐射。电离辐射就是去医院照 X 光照 CT 过多、过量，会对身体有一些损伤，但是非电离辐射，比如手机、微波炉、电视，虽然对身体会有一些伤害，但没有明确的统计数据和结论，所以大家不必有这种担心。我觉得他那种头疼，就是晚上老是玩手机、不睡觉导致的头部不舒服。

哮喘反复的用药方法

中午正准备吃饭，"丁零零……"电话铃响起，指挥中心报告某某地有一呼吸困难的患者需要急救车。一般我接到诸如"呼吸困难、胸痛、昏迷"等这样的指令后，都会自行将其列入急救里边的五星级，争分夺秒地奔向现场。

到现场后见一约50岁男性，平躺于地面，口唇青紫，呼吸困难，旁边据说是村里的一名乡医，正在卖力地为他做着胸外按压。见其仍有意识，但是喘息、气促，摸一下脉搏，强有力地跳动着，立即让护士给他吸氧，开放静脉通道，我在为其测血压、听诊肺部满肺的哮鸣音的同时简要地询问家属他的既往病史，后判断，此呼吸困难的凶手是"支气管哮喘"。立即让患者吸入药物，经过吸氧、静脉应用激素等措施后，患者的症状很快得到缓解。

支气管哮喘通常会导致反复发作的喘息、气促、胸闷和（或）咳嗽等症状，强度随时间变化。多在夜间和（或）清晨发作、加剧，多数患者可自行缓解或经治疗缓解，表现为发作时伴有哮鸣音的呼气性呼吸困难或发作性咳嗽、胸闷。严重者被迫采取坐位或呈端坐呼吸，干咳或咳大量白色泡沫痰，甚至出现发绀等，有时咳嗽是唯一的症状（咳嗽变异型哮喘）。

有的青少年患者则以运动时出现胸闷、咳嗽及呼吸困难为唯一的临床表现（运动性哮喘）。哮喘症状可在数分钟内发作，经数小时至数天，用支气管舒张剂缓解或自行缓解。某些患者在缓解数小时后可再次发作，常夜间及凌晨发作和加重是哮喘的特征之一。

支气管哮喘诊治不及时，随病程的延长可产生气道不可逆性缩窄和气道重塑，危及生命。

目前全球至少有3亿的哮喘患者，中国大概有3000万，但是得到控制的比例却很低。究其原因可能有如下几方面：

1.对哮喘的认识不够。即便出现了喘息、气促、胸闷、咳嗽这些不适症状仍然不以为意，会当感冒、气管炎等对待。如果您常在夜间、晨间，在接触冷空气、闻着异味或是运动时出现上述症状，哪怕是只有咳嗽或只有胸闷，也建议到医院就诊，查肺功能确诊一下。在不久的将来，查肺功能将像量血压一样方便。让我们一起期待。

2.选择药物不当。治疗分两类，首先减少与危险因素的接触。其次药物治疗。说到药物，我又想起来一个倔老头子，哮喘病史多年，每次就诊执意要求开"沙丁胺醇气雾剂"，七八天就能用完一支，殊不知这只是一个缓解症状的急救药物。

3.药物使用方法不当。即使选择了对的药物，但是没有按时用，或者使用吸入装置方法不当，也会让治疗效果大打折扣。比如用于缓解急性症状的沙丁胺醇气雾剂，正确用法是这样的：

第一步，打开盖口，轻摇使药物混匀。

第二步，略后仰并缓慢地呼气，尽可能呼出肺内空气。

第三步，口含吸嘴，并屏住呼吸，以食指和拇指紧按吸入器，使药物释出，并同时做与喷药同步的快速深吸气（吸入的速度比喷药速度快，保证喷出的气体进入气道，而不是残留在口腔），最好大于5秒钟。

第四步，尽量屏住呼吸5~10秒钟，使药物充分分布到下气道，以达到良好的治疗效果。

第五步，将盖子套回喷口上。

第六步，用清水漱口，去除上咽部残留的药物。

日常使用常见的错误有：

1.没有打开盖口。

2.没有充分摇匀。

3.吸气跟喷药不同步。

4.吸完药物之后，没有漱口。

简洁点就是：打开瓶盖、吸入药物、合上瓶盖、漱口。

总之，如果出现反复发作的咳嗽、喘息、气促或胸闷，建议找专科大夫诊治，并且遵医嘱规律用药，切勿自行凭感觉随意调整，而且出现哮喘症状时是不能进行胸外按压的。

过度通气综合征，一个口罩就能解决

那天来了一对小情侣，老远就听到一个小伙子着急地叫大夫。"大夫大夫，您快看看我女朋友，刚才我俩吵架，吵着吵着，她就喘不上气来，说头晕眼花，嘴唇发麻，手脚还一直抽筋，您快救救她吧。"小伙子带着哭腔哀求着。

我看了看躺在平车上的小姑娘问道："就是吵架，没有摔倒或者打伤她吗？"

"没有，真的没有，我俩就是吵架，吵了有10多分钟，然后她就说不舒服，还抽筋。"小伙子焦急地回答，"您救救她吧。"看得出小伙子还是挺关心他女朋友的。

"你相信我吗？"

"相信相信，我相信您大夫，我都听您的，花多少钱都行。"小伙子开始翻钱包了。

"那好，把这个给她戴上。"我递给他一个口罩，"然后安慰安慰她就行了。"我边说边把一个口罩给了小伙子。

"然后呢？"

"然后，一点点就会好的。"我回答得很淡定，"就在这儿观察20分钟，她这是过度通气引起的。"

"好。"小伙子很爽快地答应了，并没有我想象中的责问和质疑。然后我接着看别的病人了。

过了一会儿，诊室里的病人少了，小伙子扶着他的女朋友进来。"大夫，您真神了，这就把我女朋友治好了，她没事了。"

为什么一个小小的口罩就能治好她的病——过度通气综合征？

过度通气综合征（Hyperventilation Syndrome），是一种身心疾病。由于患者疲倦过度、精神紧张，刺激了植物神经兴奋，引起呼吸频率加快。这使得吸入的氧气、呼出的二氧化碳都增加，但血液携氧已饱和，所以过多的氧气并不能交换入血，相当于二氧化碳排出过多。而二氧化碳是血液中碳酸的原材料，所以血液碳酸减少，打乱了血液酸碱平衡，引发呼吸性碱中毒。多发生在20～30岁的年轻人身上，尤其好发于性格好强、情绪不稳定的年轻女性中。

临床常见症状表现：胸闷、胸痛、呼吸困难、心悸、大汗、面色苍白、头晕、面部口唇麻木等。严重的会引起大脑血管发生痉挛，脑血流减少，从而导致昏厥、跌倒，甚至手足、全身抽搐，类似于癫痫发作。

简单地说，吵架时因为说话和呼吸急促，大量二氧化碳从口中呼出，引起血液酸碱平衡失调，造成呼吸性碱中毒，从而出现上述症状，所以治疗的方法就是增加二氧化碳的浓度。

缓解过度通气综合征的方法

1.戴口罩。

2.纸袋呼吸。5~10升纸袋或塑料袋，放于口鼻上并密闭，进行呼吸。

严重者或症状不缓解者，还是应该到医院及时就诊。

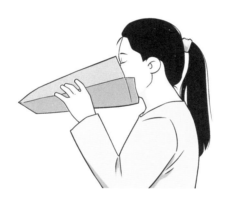

纸袋呼吸

飞虫进耳朵如何解决

急诊白班那天，诊室里来了一位年轻的男性患者。"医生，我刚才带孩子去公园玩的时候，忽然感觉耳朵眼儿里飞进了一个虫子，特别不舒服。当时我没太在意，想着虫子自己会飞出去，可是回到家后，我总感觉耳朵里有'嗡嗡'的动静，很难受，有些疼。我赶紧用掏耳勺去掏，但是虫子掏不出来。后来我去网上查，网上说滴油会闷死虫子，然后虫子会随着油一起流出来。我滴了几滴香油，但是感觉耳朵眼儿里胀胀的，更不舒服了，也没看见虫子出来，这不就来医院了嘛。"

我带着他到我诊室对面的耳鼻喉科，耳鼻喉的医生通过耳镜和镊子，很快地从他的耳朵里取出一个米粒大小的虫子，虫子已经死了。虫子取出后，他顿时感觉很是轻松，开心地对我说："就这么一个小虫子，折腾了我一上午，医生，你说如果虫子进了耳朵，我们到底应该怎么办？我记得过去老人说，用油闷死它，然后让它随着油流出来；还有人说，捂住一侧的耳朵，偏着头去蹦，把虫子震出。你说这些都可行吗？"

我们在户外游玩时，很容易有小的飞虫飞进耳朵眼儿里，这个时候应该怎么办？其实，我们都忽略了虫子的一种特性，也忽略了我们身边每天都会携带的一个工具，那就是手机，用这个工具，十秒钟的时间，大多数虫子就可以自行飞出。

当然，大多数虫子是追光的，但是有一些昆虫是畏光的，一旦耳道有昆虫进入，切勿强掏，应急方法要"因虫而异"！蚊子、飞蛾等趋光性昆虫进入耳道后，可用手电筒等强光设备照射耳道，诱使昆虫爬出或飞出。

蟑螂、蜈蚣、蚂蚁等虫子，用光照反而会令其往里钻；对于蟑螂，可以使用浸泡的方法，但是浸泡的方法最多可以限制其活动，所以最好的方法还是直接去医院寻求耳鼻喉科医生帮助。

昆虫等异物进入外耳道后，千万不要用手指或挖耳勺深挖，以防昆虫进入更深的位置损伤外耳道及鼓膜，影响听力；家长如发现孩子经常掏耳，应及时就医检查，避免漏诊。

棉签掏耳朵

很多朋友都有过用棉签掏耳朵的经验。一位38岁的女性反复用棉签掏耳朵最后导致了耳朵流黄色的脓，高烧呕吐头疼。确诊为颅内感染，险些危及生命。棉签和耳道粗度差不多，它不会把耳蚕掏出来的。而且它有一些拉丝，会把拉丝和耳蚕在内耳道顶得更深，反反复复地存在内耳道里，最后就会引起炎症导致感染，导致癫痫、外耳道乳头状瘤、耵聍腺癌等病，所以不能用它去掏。更不能用坚硬的另一头，这样会损伤鼓膜。其实我们在说话的时候，下颌关节活动就会把耳蚕拍出来的。如果真觉得不舒服，还是去医院看耳鼻喉科，不要自行盲目地去掏。

想要变美，学习如何正确呼吸

　　张口呼吸是一个坏习惯，会让人变丑，而且致病。我们应该闭着嘴用鼻子呼吸。闭嘴呼吸的时候，舌尖会顶到上牙膛，也就是上腭，会使上牙弓呈横向发展，但一旦张嘴呼吸，舌头会平放，会导致牙齿往前倾，出现龅牙，而且会让下巴往前变丑。长期张嘴呼吸，会导致口腔干燥，引发口臭、牙周病。这种习惯持续之后，我们睡觉时张嘴呼吸会导致打鼾，甚至导致呼吸暂停综合征。所以你想变美吗？闭嘴呼吸。

如何养护我们的脚

脚臭并不是因为脚汗引起的，而是因脚上的细菌引起的，所以洗脚时我们可以在洗脚水里面加5毫升碘伏，然后每三天往鞋垫上撒一层甲硝唑粉——把甲硝唑片磨成粉撒在上面——要定期换袜子，定期刷鞋。

有脚气可以试一下特比萘芬乳膏，效果不错；同时要记住，脚气会传染的，不能共用拖鞋。

天气比较干，手跟脚容易起皮、裂口，怎么办？抹点凡士林，效果很好。

另外，很多朋友剪指甲的时候，喜欢把指甲两边剪得特别短。这个是不对的，会导致指甲与甲床脱离，长进肉里面，引起甲沟炎。甲沟炎大家一定要注意，不要穿过紧的鞋，不要乱修脚趾边上的指甲。

咽喉发炎怎么办

我们所谓"嗓子疼""喉咙痛",其实多为咽喉发炎所致!咽喉发炎是人体的咽部及喉部受到病毒或者细菌感染导致的组织炎症,分为急性和慢性。

急性的原因有病毒感染、细菌感染、物理化学因素等;慢性的原因有上呼吸道慢性炎症刺激、长期烟酒过度,或受粉尘、有害气体的刺激,职业因素(教师、歌唱者)等。另外,慢性咽炎还有一个常见的诱因就是胃食管反流。由于反流位置较高,刺激咽部,导致的咽炎,需要治疗反流性疾病才能去除病因。

咽喉部炎症的危害

1.咽喉部的炎症造成咳嗽、喘憋。咽是人体与外界相通的要道,具有重要的防御、呼吸、吞咽、发声共鸣等功能。咽喉的急、慢性炎症导致病理改变,进而导致出现很多呼吸道疾病。

2.咽喉部肿胀会影响食物的吞咽。

3.引起内分泌混乱。咽喉周围有甲状腺和甲状旁腺、颌下腺、腮腺等内分泌器官，当颈项咽喉部有炎症或其他病变时，容易通过淋巴管的分支扩散到这些内分泌器官，引起相应的内分泌器官病变，使内分泌失调，引发相应的疾病。例如上呼吸道感染可并发腮腺炎、甲状腺炎等。

4.诱发肾小球肾炎。咽喉部的炎症可以启动全身的免疫系统，对侵入的细菌病毒进行攻击，对正常组织进行保护。但是因为咽喉部刺激因素的强弱不一，这些免疫反应有时不足，有时过强。不足就是免疫力低下，过强就是免疫力增强，不管是不足还是过强都会出现全身性疾病，例如肾小球肾炎就是对咽部链球菌免疫力增强的结果。

5.颈椎病。咽后壁的炎症可以导致颈椎椎体不稳，出现颈椎病。咽后壁的炎症可以蔓延到颈椎部位的软组织，使颈部交感神经节受到刺激，使支配心脏、椎动脉的神经功能失调，出现心慌、头晕、失眠等症状。

6.导致眼球固定。当咽喉部慢性炎症侵入海绵窦时会引起海绵窦血栓，少数患者出现眼球固定、复视、头痛等颅内病症。

"嗓子疼""喉咙痛"，并不是小问题，轻者导致失声，重者可能会出现以上严重问题。

所以发炎较重、全身症状较明显者，应卧床休息，多饮水及进流质饮食，尽量少发声或不发声。根据病情听从医生的指导治疗，选用抗病毒药和抗生素或磺胺类药，亦可用有抗病毒和抗菌作用的中药制剂。

提高记忆力，学习协和医院手指操

协和医院的手指操四步法，可以提高记忆力，使大脑更灵活，防止老年痴呆。

第一步，伸出双手，双手的每个手指依次对敲。

第二步，双手交叉抱拳，可以用些力量。

第三步，双手的每个手指依次对敲大拇指。

第四步，有些难度。先依次把双手的每个手指回缩，再依次把每个手指伸开。

大家没事的时候可以多练练，可以提高我们的记忆力，防止老年痴呆。

认识脱发前兆，保住乌黑秀发

有一个很简单的方法用来检测是否脱发：抓住自己的头发，一拽，看看手上有没有头发。每拽一次，如果超过四根就有可能是脱发的前兆。脱发跟我们生活不规律、熬夜、抽烟、喝酒、油腻的饮食都有关系，所以我们要注重健康的生活方式，这样才能保持我们乌黑的秀发，还有健康的身体。

如何治头痒、去头皮屑？可以用肤舒止痒膏，把它挤出来，就像洗头一样抹在头上揉一揉洗一洗，去头屑，止头痒。

白头发越拔越多是真的吗？长白头发是因为毛囊缺少黑色素，拔了白发后，对应的毛囊里依然会缺少黑色素而长白发。拔白发并不会让白头发凭空增多，只可能让毛囊发炎。

嘴上起泡、口腔溃疡怎么办

睡眠不好，嘴上起泡特别难受。嘴一起泡，不能去舔，一舔会带走更多水分，泡会越来越大的，破了特别难受。怎么办？阿昔洛韦或者喷昔洛韦（乳膏），如果有红霉素（乳膏）也加上，涂上薄薄的一层，泡会在几天之内就消失的。多喝水，多吃菜，保证睡眠。

小朋友得了口腔溃疡之后，家长往往不愿给孩子吃药，而且吃药效果也不好。怎么办？可以用蒙脱石散，就是我们常用来止泻、治疗拉肚子的药，把蒙脱石散调成糊状，涂在口腔溃疡的地方，小朋友能用，大人也能用，效果很好。

营养师给我介绍了一个小偏方，吃青椒可以好得更快一些。青椒里边维生素C、B族含量特别高，它还含有维生素P，维生素P可以促进维生素C的吸收，而且多吃青椒可以缓解疲劳、净化血液，还可以抗癌。吃青椒不要吃那种辣椒。有口腔溃疡的朋友，千万不要吃有刺激性的辣椒，辛辣的东西，如葱、姜、蒜也要少吃，还要多喝水，可以试吃一些青椒。

夏季汗疱疹怎么办

夏天来了，手上容易起一种小水疱，而且特别痒，这个是什么？我们叫它汗疱疹，因为手上的汗腺还有毛囊比较少，一些汗无法发出来，就形成汗疱疹了，可以用哈西奈德溶液去涂，但是不建议长期使用。

与生命紧密
相连的急诊120

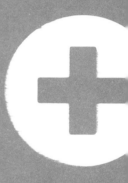

为什么大家总是抱怨没有急救车

先给大家讲讲120车班接诊的几例患者。

患者一：年轻男性，鼻出血。

120急救车到现场后发现该患者的鼻子已自行用纸巾堵塞，暂无活动性出血。患者坐在自家车的副驾驶上悠闲地抽着烟，他的爱人在一旁抱怨我们来得太慢。然后患者上了120急救车，他的爱人在后面开车跟着。

患者二：年轻男性，醉酒。

120急救车到现场后发现六七个20出头的小伙子刚刚喝完酒，其中一个醉酒者趴在饭店的沙发上呼呼大睡，其他几个人要求120急救车送醉酒者回家或者送去某酒店，拒绝去医院。我告知这几位酒友醉酒后的注意事项，表示120急救无此项服务。几个人表示不满，拒绝交纳120急救车费用，并表示一定要投诉我。我表示，我等你们投诉，到时候把费用补上……

患者三：3岁男孩，腹痛。

120急救车到现场，孩子坐在沙发上看着《小猪佩奇》，爷爷和奶奶在一旁给其切水果吃。爷爷说："我们打120有一个半小时了，一直说没有车，真费劲。"然后领着孩子下了楼。我看了看楼下一排排的出租车，难怪现在的出租车司机都说没啥活儿……

患者四：50岁女性，换尿管。

要求来4个男的医生、护士，患者体形大，让我们帮忙从没有电梯的5楼抬下去。我在电话里回应："我和护士可以帮忙，但是您需要再找几个朋友或者邻居一起搭把手，而且今天上班的护士是女护士。"

电话那边："那我要你们干吗？你们120是干吗的？我上哪儿找朋友帮忙？得了，不用了，什么医德？"

这只是我一个班中遇到的几例患者，当然这些只是个例，但就是这样的个例每天都会有。每次当120急救人员接到急救电话的时候都会放下手中的一切，从睡梦中、从食堂里奔向120急救车，到车上的第一件事就是和呼救者联系，以了解病情和指导救治。

而每一次接通时，电话的那头第一句话都会是：你们到哪儿了，能不能快点？怎么那么慢？

当需要我们搬抬病人时，我们也一定会帮忙，但是千万不能就指望我一个120斤的大夫和一个可能比我胖点的女护士两个人。当患者和家属提出合理的要求时，我们一定会帮助他们。但是那些荒唐的、无理的要求，对不起，我做不到，我不能让患者和家属占用别人的急救资源。

　　一个电话，急救人员风雨无阻——没有固定的休息时间，不能按时吃饭，手机永远保持畅通，为了第一时间收到急救中心调派任务。为了能最快速度地到达现场救援，哪怕1分钟，他们也要争取，他们拉警报，走小巷，在安全的情况下走逆行，甚至闯红灯。他们是用自己的生命和死神赛跑的一群人。

如何正确拨打120

"喂，您好，120吗？我妈晕倒了。"

"您好，你的位置？"

"在家，我妈在家晕倒了，你倒是快点派救护车来啊！"

"您好，请你说一下具体位置和大概情况。"

"××小区，×号楼×××，怎么这么多问题，能不能快点派救护车来啊？！"

120指挥中心还是不知道具体情况。

生活中我们难免会遇到家人、朋友突发疾病或者意外受伤，需要拨打急救电话，下面我为您讲解一下120、999派车的急救流程。

现在北京市的急救电话都是由北京120调度指挥中心统一接派，并不是由拨打电话的地区120分中心接派。

正确拨打急救电话，可以更好地使您得到及时有效的救治。

为了使病人及时得到运送和救治，在拨打120时要注意：

1.确定对方是否为医疗救护中心。

2.在电话中讲清病人所在的详细地址。如"××区××路×楼×号×室"，不能因泣不成声而诉说不全，也不能只交代在某厂家旁边等模糊的地址。

3.说清病人的主要病情，使救护人员能做好救治设施的准备。

4.报告呼救者的姓名及电话号码，一旦救护人员找不到病人，可与呼救者联系。保持电话畅通。

5.若是成批伤员或中毒病人，必须报告事故缘由，比如楼房倒塌、火车出轨、毒气泄漏、食物中毒等，并报告人员的大致数目，以便120调集救护车辆、报告政府部门及通知各医院救援人员集中到出事地点。

6.挂断电话后，应有人在住宅门口或交叉路口等候，并引导救护车的出入。

7.准备好病人的就诊卡、医保卡等。若是服药中毒的病人，要把可疑的药品带上；若是断肢的伤员，要带上离断的肢体等。当然不要忘了尽可能带足医疗费用。

8.疏通搬运病人的过道。

9.若在20分钟内救护车仍未出现，可再次拨打120。如病情允许，不要再去找其他车辆，因为只要120接到你的呼救是一定会来救护车的。

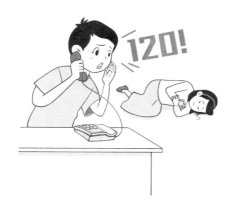

10.选择去哪个医院有两个准则。一是就近，二是考虑医院的特色。但首先是"就近"的原则，因为对于需抢救的病人而言，争取时间尤为重要。

举例如下："喂，您好120，我母亲在家突然出现头晕，既往有高血压病史，位置在北京市密云区幸福小区×-×-×，我母亲姓名，张××，年龄70岁，需要派一辆救护车。"

"喂，您好120，北京市怀柔区，京北大世界门口，一辆电动车被一辆汽车撞倒，有两名伤者，一人可自行活动，另一人诉腰痛不可自行活动，需要120派车救治。"

在拨打120等待过程中，如果您取消用车，应再次拨打120告知，避免浪费急救资源。

如果说医院是一个生与死较量的战场，那么急救车上的医护司（即医生、护士、司机）就是这场战争的先遣部队，他们每一天都在和死神赛跑，在医院医生接手之前处理各种突发情况，或者给予急救后再转送上级医院进行进一步的治疗。

为了您和他人的健康，请合理拨打急救电话！

应急车道，也是生命通道

我是一名急诊科医生，同时也是一名120急救医生，在我平时的急救工作中，120急救车会经常遇到堵车的情况，前方的车辆在看到急救车时绝大部分会主动让行，120急救车司机拉响警笛的时候前方的车辆都会主动避让，为急救车让路，为生命让行！

我是一名120急救医生，在我眼中，应急车道就是生命通道，急救车执行急救或转送任务时，车上都是急、危、重症患者，我们和患者一起同死神赛跑，闯红灯、钻小巷、走逆行，为的都是能快一点……再快一点。

请让应急车道真的能应急！

请让生命通道真的能救命！

每一次在高速路上执行急救任务时，或多或少都会有车辆占用应急车道，成为一块我们和死神赛跑的绊脚石。如果急救车里的患者是您的家人或朋友，您一定渴望那条生命通道畅通无阻！让我们共同做到让拥堵的路上永远有一条畅通的应急车道——生命通道！

医生为什么总是开很多检查

我是一名急诊科医生，在平时的工作中遇到过许多患者抱怨：为什么你们医生总是让病人去查这个查那个，我就是患了一个很简单的病，为什么要开这么多检查？

先看看下面的几个病例。

病例一：后怕。

急诊白班那天，诊室里来了一位患者，60多岁的女性，她被一个50多岁的男性骑电动车撞伤了。他们是陌生人，都很朴实。那个骑电动的男人说："我虽然挣钱特别少，但是我把人撞伤了，我应该给人看病的。"

而这个被撞的女人说："其实我感觉问题不大，就是右胸有点疼，拍个胸片，吃点药就行了。"

当时我真的意志动摇了一下，我觉得两个人都不错，都很实在，表面看，问题也的确不严重。于是我想就给伤者照一个胸片排除一下肋骨的问题，别的就不查了，给他们省一些钱。但是我总觉得这个被撞的女性不太对劲，她总是不断地去重复一些问题。我犹豫了一下，最后还是给她多开了一个头的CT。

CT结果出来之后，是硬膜下的血肿，就是颅内有出血了。现在想起来都后怕，我差点儿因为自己的犹豫漏诊了。有时候想给患者少开点检查单，给他们省一些钱，但我发现这是错误的，还是应该按规矩看病。有一些伤，比如车祸伤、挤压伤、坠落伤的患者我们不能只去检查他们受伤的部位，要根据情况，系统、全面地检查，以排除一些隐匿性损伤。

病例二：欺骗。

我在宫外孕那一节（第281页）讲到了一个女孩的故事，如果不是多查了一项尿检，她很可能面临生命危险。

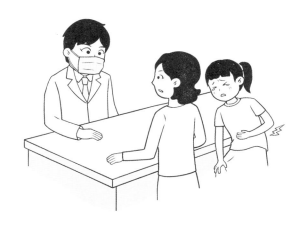

提醒大家，千万不要向医生隐瞒情况，一定要跟医生讲真实的病史，有的时候隐瞒医生其实就是耽误自己的疾病治疗，耽误自己的生命，大家一定要注意这一点。

病例三：如履薄冰。

这个病例，我记忆犹新，终身难忘，现在想起来都后怕。

急诊白班那天，诊室里来了一位中年男性，突发左腰痛，经过检查化验后确诊为输尿管结石。我为他打了止痛针、开了促排石的药后，患者疼痛明显缓解后回家了。一天后的晚上，同样是我的夜班，他又来了，这回是被家属用平车推来的，同样是左侧腰痛。

大家肯定以为这个患者是结石又犯了。但他这次的疼给我一种不安，他疼得太安静了，他就那么躺在平车上安静地喊着疼。

输尿管结石的疼，会疼得坐立不安，疼得打滚，想撞墙，而他的疼很安静。看着他苍白的脸色，我决定给他做个心电图。

这个时候家属已经出现了不悦，觉得我应该立刻给患者打针止疼。我快速地做完心电图，但是心电图的结果仅仅显示为T波的倒置。

看着患者的一系列症状，我决定带他去抢救室进一步排查。大家可以想象当时家属对我的愤怒、不解，当时我内心真的顶着巨大的压力。

结果出来后，我真的一身冷汗，血的结果第二聚体高达9万多 ng/ml，比正常值高出200多倍。心脏彩超显示动脉夹层。

动脉夹层是什么？它就相当于一个炸弹一样潜伏在身体内，一旦破裂就可以宣告生命的结束。如果当时我只给患者打一剂止疼针让他回家了，没有进一步检查，那我可能"万劫不复"。

所以，疾病和疾病是相同又是不同的，同样的症状可能并不是同一种疾病，希望大家配合医生，相信医生，因为我们的目标只有一个：共抗疾病！

为什么医生总是开很多检查，甚至是很多您觉得和自己病都无关的检查？这是出于对您的负责。每一位医生都有多年的学习和工作经历，他们对于疾病的认识和判断是普通人远远不能比的。

大家也不要一生病就上网去查，有些病医生都会有诊断不清的情况，网上的一些"说法"有时候真的会耽误病情，造成悲剧。

不要让那扇门隔开了医患之间的信任

那天早上大概5点钟的时候，抢救室的门被敲开，进来的是一位中年人，是病人家属。

一进门，他被眼前的景象惊呆了，随口说出一句："这哪是抢救室，这是早市啊……"

大家抬起头看了看他，又接着忙手里干不完的活儿了。

我把这位家属带出抢救室交代患者的病情，当我推开门走向外面的时候，我发现——这扇门，似乎隔开了两个世界。

每年冬天，在抢救室里上班的医护人员都各有体会，比如酸爽、煎熬、痛苦、可怕、难受等。每年冬天，心脑血管与呼吸系统疾病发病率高，再加上各种原因和取暖导致一氧化碳中毒的患者，抢救室里基本天天爆满。

急诊科几十张抢救床躺满病人，周边120、999送来的病人只能在担架上接受治疗。墙壁固定心电监护，移动心电监护，还有可临时作为心电监护的除颤仪，全部处于工作状态。每个墙壁氧源都有病人在吸氧。

新送来的喘憋严重的病人吸不上氧，怎么办？只能和症状有所缓解的病人及家属商量，可不可以让重症病人先吸氧，一会儿腾出地方再给他们安排。每到这个时候，病人和家属们因亲眼见到我们的忙碌与无奈，都愿意配合我们，这很让我们感动。

接下来，交换了位置的两位病人，他们有大量的医疗文件比如体温单、医嘱单、护理单、化验单等，以及治疗用药需要更改床号信息，需要交换责任护士。我们于无形中又增加了许多工作，一点儿都不能错，一点儿都不敢错。

抢救室里的患者多是急危重症，大多数需要进一步住院治疗，住院也是难题，因为各个病区都是满床。我们努力联系各个科室，协调床位。

护士长协调急诊各个区域其他岗位的护士来支援抢救室里的工作，留观区临时输液的患者源源不断，小伙伴上一天班走到腿肿。抽血、打针、导尿、灌肠的患者都在排长队。车班一趟一趟不分白天黑夜不停地出车，有时候忙得中午根本吃不上饭，甚至连水都喝不上。

有个护士同事跟我说："有一次，我下夜班回到家，老大看了一眼我的脸色，然后就对老二说'你今天别闹啊，妈妈太累了需要休息'，然后老二就说'妈妈你太累了就不要做饭了，我不要吃妈妈做的饭了，妈妈你给我们订点外卖就行'。然后，我就在被窝里忍不住哭了。"

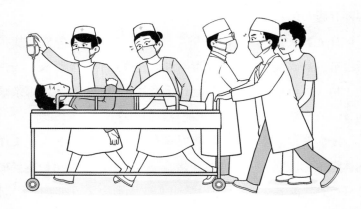

不要让那扇门隔开了医患之间的距离；

不要让那扇门隔开了医患之间的温度；

不要让那扇门隔开了医患之间的信任；

不要让那扇门隔开了医患之间的理解；

…………

是谁说过，医务工作者是最真心愿意患者平安的——希望大家都健康幸福！

附录 急救和身体养护科普小视频

关注微信公众号"医路向前巍子"，回复以下急救条目（确保一字不误），即可获得急救和身体养护相关视频：

电击伤后如何正确急救

外伤后出血如何正确地止血

飞虫飞进耳朵了怎么办

溺水如何急救

保护膝关节的小动作

减少下肢静脉血栓形成的两个小动作

让大脑变得灵活的手指操

异物卡喉梗阻窒息的自救办法

鱼刺卡喉怎么处理

婴儿异物卡喉如何正确急救

成人异物卡喉如何正确急救

如何正确地进行心肺复苏

癫痫发作怎么办

蜂蜇伤后如何自救

什么情况下要打破伤风针

烫伤后如何自我急救

突发胸痛怎么办

84消毒液的正确使用方法

得了痔疮怎么办

儿童高热惊厥之后怎么办

突发脑卒中怎么办

扭伤之后如何自我急救

如何缓解眼部疲劳

鼻出血怎么办

扫码关注微信公众号
"医路向前巍子"

图书在版编目（CIP）数据

医路向前巍子给中国人的救护指南 / 医路向前巍子
著. -- 北京：北京联合出版公司，2020.12（2021.3重印）
ISBN 978-7-5596-4717-7

Ⅰ.①医… Ⅱ.①医… Ⅲ.①急救—普及读物 Ⅳ.
①R459.7-49

中国版本图书馆CIP数据核字（2020）第222697号

医路向前巍子给中国人的救护指南

作　　者：医路向前巍子
出 品 人：赵红仕
责任编辑：夏应鹏

北京联合出版公司出版
（北京市西城区德外大街 83 号楼 9 层　100088）
天津旭丰源印刷有限公司　新华书店经销
字数229千字　880毫米×1230毫米　1/32　印张11.75
2020年12月第1版　　2021年3月第8次印刷
ISBN 978-7-5596-4717-7
定价：68.00元